Ayurveda para Todos

Isabella Pastor Bojanovich

Alex Landázuri Wurst

Tenemos la firme convicción de que el Ayurveda es para todos y no sólo para "algunos".

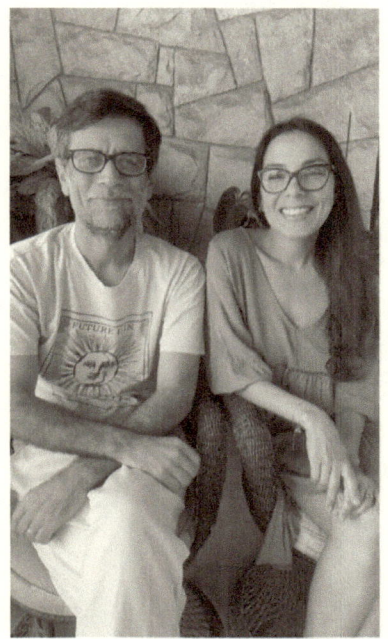

Nosotros, año 2023.

CONTENIDO

Agradecimientos   i

¿Cómo descubrir cuál es mi dosha?   3

Identificando los doshas en tu vida   13
práctica

De dónde viene el Ayurveda   19

¿Qué es realmente el Ayurveda?   22

Los 5 elementos: Pancha Maha Bhutas   24

La Tridosha   26

Las Maha Gunas o Triguna   29

Las 20 Gunas   32

Pakriti y Vikriti   34

Biotipos y doshas   39

Dosha Vata   41

Dosha Pitta   43

Dosha Kapha   45

Trayopastambha   47

El Reloj Ayurvédico   56

¿Cómo aplico de forma inmediata el   61
Ayurveda?

Los 6 sabores 64

¿Cómo equilibrar los doshas con los sabores y las gunas? 66

Desayuno, almuerzo y cena para cada dosha 72

Agni 77

Recetas para fortalecer Agni 81

Estilo de vida Ayurvédico 84

¿Cómo encuentro balance según mi constitución? 86

¿Qué es el kitchari? 93

Desintoxicación 95

Detox en casa 99

El ayuno en el Ayurveda 110

Control de peso 112

Subir de peso 120

Elevar las defensas 124

Recetas antiinflamatorias 129

Dinacharya y Ritucharya 130

Terapias Ayurvédicas 140

Ayurvedizar tus antojos 143

Botiquín ayurvédico 149

Los remedios estrella del Ayurveda 156

Guía de usos terapéuticos de las especias 161

Ayurveda para la mujer 164

Yoga 177

Pranayama 181

Celebrando cada paso 187

Glosario ayurvédico 189

AGRADECIMIENTO

A nuestros alumnos del taller Ayurveda para Todos, que inspiraron la creación de este libro y confiaron en nosotros para empezar o dar continuidad a su aprendizaje de Ayurveda.

Siempre creí que el Ayurveda era misterioso y difícil. Me preguntaba si acaso sería posible que cada uno de los alumnos que participaban de las certificaciones y talleres a los que asistía, sabría realmente leer su lengua mirándola al espejo, o aún mejor, diagnosticar leyendo sus propios ojos.

Probablemente no, al menos para la mayoría de mortales, que, como yo, fruncía el entrecejo dándole vuelta y vuelta a las páginas de los libros, frotándonos las sienes con la esperanza de que el conocimiento entrara y no volviera a salir.

Existen varias creencias y mitos en torno al Ayurveda. Para mencionar las principales:

- El Ayurveda es sólo para vegetarianos y veganos. Falso.
- El Ayurveda sólo puede aplicarse si vas a un médico ayurvédico. Falso
- Ayurveda sólo puede practicarse con hierbas de la India que no se consiguen en ningún lugar. Falso.
- Practicar Ayurveda es caro. Falso.

Pero en especial, existen limitaciones, reglas y restricciones que muchos practicantes de Yoga siguen y profesan, y que como bien se dice, parecen haber sido creadas especialmente para ser quebradas.

El Ayurveda clásico propone ciertas restricciones que han ido modificándose y adaptándose en el Ayurveda moderno. Además de que, con el tiempo y las prácticas de este estilo de vida, en Occidente hemos ido "ayurvedizando" nuestras propias hierbas, plantas medicinales y alimentos, identificando sus cualidades.

El Ayurveda moderno es un estilo de vida que es para todos. La idea propone aplicar las bases y conocimientos milenarios para ayudar a recuperar el equilibrio físico, mental y emocional, prevenir la aparición de enfermedades y apoyar el tratamiento de las que ya existen.

En este libro deseamos compartir una selección de nuestros más ricos aprendizajes de teoría, hábitos y alimentación ayurvédica con la intención de acercar estas prácticas a la vida diaria de una forma cercana, fácil y natural. Sin que el Ayurveda se convierta en una tarea difícil más que añadir a tu larga lista de pendientes, sino que pueda este adaptarse a tu día a día para que puedas disfrutar de todos los beneficios en menos tiempo del esperado. Alex y yo tenemos la firme convicción de que el Ayurveda es para todos.

Cariños,

Isa

¡ESPERA!

Antes de que continúes pasando las páginas, hay algo importante que debes saber: en la siguiente página encontrarás una herramienta para descubrir tu dosha (biotipo individual). Si no sabes cuál es, nunca te han diagnosticado o nunca has hecho un test, te recomendamos hacerlo ahora, antes de que sigas avanzando, pues existe una tendencia a "elegir" la dosha de acuerdo a la información que vamos obteniendo. Esto afecta a los resultados del test y por lo tanto te costará más identificar cuáles son tus tendencias al desequilibrio.

Entonces, ¿cómo descubrir cuál es mi dosha o biotipo?

Tienes muchas opciones. En Ayurveda la principal técnica de diagnóstico de las doshas es la toma del pulso. También se apoyan en la observación de la lengua, ojos, piel, forma de moverse o de hablar. Para ello necesitamos un especialista, ya sea un médico o terapeuta ayurvédico.

De ellos hay pocos, pero existe una maravilla que se llama el Test de las doshas. Los médicos y terapeutas también lo usan y es una muy buena base que nos ayuda a descubrir cuál es nuestro biotipo.

En el test de las doshas vas a encontrar 3 secciones, en las que tendrás que calificar qué tan identificado te sientes respecto al enunciado. Casi como un examen de opción múltiple del colegio, salvo que aquí no hay respuesta incorrecta y nadie sale reprobado. Pero eso sí, es importante, y mucho, que respondas con la mayor precisión posible y de forma objetiva. Esto quiere decir, la respuesta que te describe mejor para la mayor parte de tu vida, no necesariamente en este exacto momento o situación. Si se te hace difícil responder, intenta seleccionar una opción que sea lo más parecida posible a ti.

Califica del 0 al 6, según la afirmación se aplique o no a ti:

0-2 = Eso no se aplica a mi o muy rara vez

3-4 = Pocas o algunas veces se aplica a mi

5-6 = Prácticamente siempre se aplica a mi o siempre se aplica a mi

Si desarrollaste una enfermedad en la infancia o en la vida adulta, piensa en cómo eran las cosas antes de la enfermedad. Si se aplica más de una cualidad en tu respuesta, elige la que aplique de forma más cercana.

Al terminar de responder cada sección, debes sumar el puntaje total obtenido para llegar a la puntuación final para cada uno de los doshas. Al final del test te daremos indicaciones de cómo interpretar los resultados.

		No se aplica		A veces se aplica		Aplica a la Mayoría	
	SECCIÓN 1 **Vata Dosha**						
		1	2	3	4	5	6
1	Me cuesta aumentar de peso.						
2	Mi estructura corporal es pequeña.						
3	De niño era delgado.						
4	Mi piel es seca y tiende a ser áspera.						
5	Mis dientes son torcidos o tuve que usar ortodoncia porque lo eran cuando niño.						
6	Mi pelo es delgado, seco, fino o quebradizo.						
7	Me disgusta mucho el frío.						
8	Puedo saltarme comidas sin sentir hambre.						
9	Para mí es usual tener gases.						
10	Tengo estreñimiento.						
11	Soy bastante nervioso.						

12	Hablo mucho y rápido.						
13	Tengo muchos temores o fobias.						
14	Me cuesta decidir sin pedir la opinión de los demás.						
15	Cuando hay problemas, los evado.						
16	Duermo poco, mi sueño es ligero.						
17	Aprendo rápido, pero olvido con facilidad.						
18	Me considero una persona creativa, alegre y sociable.						
19	En situaciones estresantes me vuelvo ansioso y preocupado.						
20	Me gusta la independencia, pero soy algo inseguro y me siento nervioso en las situaciones nuevas.						

Puntuación Vata _____

		No se aplica		A veces se aplica		Aplica a la Mayoría	
	SECCION 2 **Pitta Dosha**						
		1	2	3	4	5	6
1	Subo y bajo de peso con facilidad.						
2	Mi contextura es media, soy atlético naturalmente.						
3	De niño tenía un peso medio/regular.						
4	Mi piel es suave, tengo pecas, lunares o acné o se enrojece.						
5	Mis dientes son rectos de forma natural y mis encías sangran con facilidad.						
6	Mi pelo es fino, claro, se cae o tengo calvicie.						
7	El calor me incomoda mucho.						
8	Me pongo de mal humor cuando tengo hambre o si salto comidas.						
9	Suelo tener acidez.						
10	Es más común para mi tener diarrea que estreñimiento.						

11	Me enojo con facilidad.						
12	Soy bueno expresando mis ideas, hablo con claridad.						
13	Soy competitivo, me gusta destacar.						
14	Decido rápido o de forma impulsiva.						
15	Cuando hay un problema, prefiero solucionarlo yo mismo e inmediatamente.						
16	Duermo y descanso bien.						
17	Aprendo rápido y mi memoria es bastante buena.						
18	Me considero una persona que lidera, eficiente y decidido.						
19	En situaciones estresantes me vuelvo irritable y agresivo.						
20	Soy activo y me motiva alcanzar nuevas metas.						

Puntuación Pitta _____

		No se aplica		A veces se aplica		Aplica a la Mayoría	
	SECCION 3 **Kapha Dosha**						
		1	2	3	4	5	6
1	Subo de peso con facilidad.						
2	Mi contextura es sólida o de huesos anchos.						
3	De niño era robusto o con sobrepeso.						
4	Mi piel es grasa, suave o clara.						
5	Mis dientes son grandes y blancos de forma natural.						
6	Mi pelo es grueso, graso o de un tono muy oscuro.						
7	No me gusta el clima frío, menos si es húmedo.						
8	Disfruto comer, pero podría saltarme comidas sin problema.						
9	Retengo líquidos con facilidad.						
10	Mis deposiciones son regulares.						

11	Es raro que me enoje, suelo sentirme en calma.						
12	Hablo poco o lento.						
13	Suelo tener rutinas o tiendo a hacer las mismas actividades que hace años.						
14	Cuando tengo que decidir algo, lo pienso mucho.						
15	Cuando hay un problema, pienso mucho y tardo en reaccionar.						
16	Tiendo a dormir mucho o me cuesta empezar el día.						
17	Podría demorar en aprender algunas cosas nuevas, pero una vez aprendido, no lo olvido.						
18	Me considero una persona responsable, sensible y amorosa.						
19	En situaciones estresantes me vuelvo pasivo y me aíslo.						
20	Soy bueno para escuchar a los demás, tengo muchos amigos a quienes quiero.						

Puntuación Kapha _____

Puntuación Final: Vata_____Pitta_____Kapha_____

Según el test que acabas de realizar, podrás descubrir cuál de los 7 tipos de doshas es el tuyo: Vata, Pitta, Kapha, Vata-Pitta, Vata-Kapha, Pitta-Kapha, Tridosha - todos los doshas balanceados.

Para que no queden dudas, ten en cuenta que:

1. Si una puntuación es más alta que otras, esta será tu dosha prominente. Esa dosha será más evidente en una constitución si la puntuación es por lo menos el doble de alto como la dosha que quedó en segundo lugar. Aun así, si cualquier dosha es más alta ya puede ser aceptada como la dosha prominente.

2. Si la puntuación de dos doshas es casi idéntica, tienes dosha doble. Por ejemplo, Vata (76) Pitta (73) Kapha (45) entonces es una constitución Vata-Pitta

3. Si todos son iguales, entonces tienes una constitución denominada tridóshica, lo cual es muy raro. Mejor es hacer la prueba otra vez y responder más cuidadosamente.

4. Si tus características están siempre cambiando, por ejemplo, si alternas días en que actúas con mucha lentitud o calma y otros en que actúas frenéticamente, eso se debe a un disturbio en Vata-dosha.

En Ayurveda, cada uno tiene un tipo único de mente-cuerpo. Piensa en tu dosha como un plano individual que describe tu personalidad única, tus tendencias y tu naturaleza física. Comprender tu dosha revela como mantenerte en equilibrio para sentirte más feliz, saludable y libre de enfermedades.

Ejemplos de Puntajes:

Para que un dosha sea considerado predominante, la diferencia entre el puntaje más alto y el segundo puntaje más alto debe ser de 10 o más puntos.

Ejemplos:

Vata (89) Pitta (70) Kapha (60).

El dosha predominante es Vata porque supera por más de 10 puntos a Pitta, el segundo valor más alto.

Vata (50) Pitta (70) Kapha (65).

La constitución es Pitta-Kapha porque la puntuación de Vata y Kapha tiene una diferencia menor a 10.

Vata (72) Pitta (70) Kapha (67).

Aquí la constitución es tridosha, ya que no hay más de 10 puntos entre una dosha y otra. Es muy raro alguien con este tipo de constitución. ES recomendable volver a tomar el test.

También puedes hacerlo con la ayuda de alguien que te conozca bien y así evitamos cualquier sesgo personal, porque a veces respondemos desde quien nos gustaría ser y no desde la observación objetiva de nuestra realidad.

Identificando los Doshas en tu vida práctica

Dosha se define como "aquello que tiende a desbordarse", lo que nos deja muy claro que son energías que siempre tendrán la tendencia a entrar en caos. Identificar tu o tus doshas predominantes te permitirá reconocer lo que puedes hacer para experimentar equilibrio en tu salud de cuerpo y mente. Ya que hemos hecho el test, vamos a ver algunas de las características de cada dosha en diferentes áreas de la vida diaria. Luego profundizaremos más, pero por ahora, estos puntos te ayudarán a dar una mirada a qué desequilibrios y cualidades están presentes de manera única y personal en ti.

Alimentación:

Vata:

- No te preocupas mucho por comer y no sueles tener horarios.
- Con facilidad se te pasa la hora de comer y eso no te genera ninguna incomodidad.
- Tu apetito es variable, algunas veces tienes hambre y otras no.
- Prefieres los alimentos fríos y crudos como las ensaladas y jugos o los crujientes como cereales, galletas y frutos secos.
- Puedes tener la tendencia a tomar poca agua.

Pitta:

- Te gustan las comidas sabrosas, picantes o condimentadas.
- Tienes tus preferencias fijas o comidas específicas que se te antojan.
- Tu horario de comida es sagrado, pues si se te pasa te pones de mal humor y hasta te molesta el estómago.
- Te gustan los cítricos y puedes tener la tendencia a añadir sal a todo, sin siquiera haberlo probado.

Kapha:

- Te gusta comer y en buena cantidad.
- Te encantan los dulces y alimentos pesados o altos en grasas como los pasteles, panadería, quesos y pastas.
- Puedes experimentar muchos antojos e incontrolables deseos de comer.
- Comer es una alegría y lo disfrutas mucho.

Digestión:

Vata:

Varía mucho, a veces lenta otras bastante rápida. Puedes tener tendencia a los gases.

Pitta:

Es buena siempre, cuando estás en equilibrio. Si hay desbalance, viene la acidez y gastritis.

Kapha:

Es lenta por lo general, puede haber tendencia a sentir pesadez y sueño después de comer.

Actividad física:

Vata:

Te gusta la actividad física de mucho movimiento, variada y sin tantas exigencias. Bailar, el yoga fluido y todo lo que involucra creatividad y cambio.

Pitta:

Te gusta la actividad física intensa, individual o grupal. Disfrutas competir y liderar, y si se puede, ¡ganar!

Kapha:

Te gusta la actividad física lenta y calmada, de preferencia individual. Puede costarte y sentir pocos deseos de hacer ejercicio.

Habilidades:

Vata:

Te gusta generar nuevas ideas, así no las pongas en ejecución. Te distraes con facilidad y la creatividad se te da naturalmente.

Pitta:

Te gusta organizar, enfocarte en objetivos y trazarte nuevos retos. Puedes llegar a ser perfeccionista o exigirte demasiado.

Kapha:

Te gusta concentrarte en una sola actividad, perfeccionarla y/o permanecer en esta. Si te interrumpen, te desagrada.

Virtudes:

Vata:

Creatividad, entusiasmo, alegría, optimismo, flexibilidad.

Pitta:

Eficacia, orden, agudeza, justicia, apertura, generosidad.

Kapha:

Estabilidad, comprensión, afecto, serenidad, valentía.

Respuesta ante el estrés:

Vata:

- Eres susceptible al estrés, lo que puede traducirse rápidamente en temores, ansiedad, pánico, pérdida del apetito y dificultad para dormir.

- Eres sensible a los cambios, te cuesta enfocarte en una solución y bajo estrés crónico puedes llegar a tener la sensación de que vas a perder la cordura por sentirte muy abrumado.

Pitta:

- Tiendes a sentirte irritable y enfadarte con facilidad.
- Sueles imponer soluciones drásticas o decidir sin consultar.
- La continua exposición al estrés puede volverte intenso y muy crítico de ti mismo y de los demás. Tu sobreexigencia puede llevarte al burn-out.

Kapha:

- Eres bastante resistente frente al estrés.
- Tiendes a refugiarte en la comida y en los placeres y distracciones.
- La continua exposición al estrés puede volverte monótono, terco, conformista o depresivo.

Sueño:

Vata:

- Tienes el sueño ligero, te despiertas con cualquier ruido mínimo y te cuesta volver a dormirte, en especial entre las 2 y las 6 am.
- Puede presentarse bruxismo, y en algunos casos particulares, hablar dormido o sonambulismo.

Pitta:

- Sueles descansar bien, pero al estar en desequilibrio puedes experimentar dificultad para quedarte dormido, quedándote despierto hasta muy tarde trabajando, distrayéndose o comiendo.

- Sueles sentir calor por la noche y preferir cobertores frescos.

Kapha:
- Tienes un sueño profundo y pesado, duermes como una roca. Puedes tener tendencia a apnea del sueño y deseos de orinar durante la noche.
- Te puede costar levantarte por la mañana, aunque hayas dormido lo suficiente.

Desbalances frecuentes:

Vata:

Problemas con la columna, mala circulación, gases, mareos, estreñimiento, piel seca.

Nerviosismo, ansiedad, insomnio.

Pitta:

Acné, sarpullidos, problemas con los ojos, estómago (gastritis), hígado, páncreas y vesícula biliar. Irritabilidad, impaciencia, estrés, pesadillas.

Kapha:

Problemas con los pulmones y sistema respiratorio, congestión, sobrepeso, problemas relacionados al azúcar en sangre, triglicéridos y colesterol.

Obesidad, letargia y depresión.

¿De dónde viene el Ayurveda?

"El Universo es la energía del Alma. De esa energía procede la vida, la consciencia y los elementos. El Universo es la voluntad del alma, de esa voluntad procede la ley de causalidad. A partir del alma, uno engendra lo múltiple, pero en el alma lo múltiple es Uno".

Mundaka Upanishad

¡¿Qué?!

Iremos por partes. El principal aporte de la cultura ancestral de la India al mundo es su vasta filosofía espiritual, la cual ha sido traslada a todas las áreas del quehacer práctico humano. Entonces, el Mundaka Upanishad es una de las principales Upanishads. Upanishad es cada uno de los 200 libros sagrados de la India. Están escritos en sánscrito, pero existen versiones traducidas. En ellos se tratan temas como la naturaleza de Dios, del alma y del universo, principios filosóficos existenciales y la meditación como medio para trascender la materia. Este texto del Mundaka Upanishad nos quiere decir que somos uno con la naturaleza, con los demás y con el universo. Estamos ligados y unidos de forma interdependiente. El Universo y todo lo que se encuentra dentro de él está compuesto por los cinco elementos de la materia: aire, eter, fuego, agua y tierra. Este es el principio básico del Ayurveda: Todos los cuerpos estamos compuestos por los mismos elementos. Un árbol, tu perrito, una nube, tu vecino, la mesa del comedor, tu cuerpo. Esto nos une y nos hace parte de un todo.

La historia del Ayurveda guarda mucha complejidad, pero podemos comprender sus bases de una manera sencilla, en especial para conocer de dónde viene todo esto que iremos explorando y poniendo en práctica.

Los Vedas son un conjunto de textos compuestos por el Rig Veda, Yajur Veda, Sama Veda y Atharva Veda. En ellos está plasmada la visión espiritual del Universo Material que ha sido transmitida de generación en generación por miles de años por tradición oral, hasta que fue registrada en forma de texto.

El Rig Veda es la base y el más antiguo de los Vedas, contiene muchas referencias sobre los principios ayurvédicos, aunque el Ayurveda como una ciencia fue desarrollado como parte del Atharva Veda, el más reciente de los Vedas. La principal fuente de conocimiento ayurvédico que tenemos hoy en día se encuentra en dos grandes escritos: el Charaka Samhita y Sushruta Samhita. Estos textos aparecieron en el primer milenio A.C.

El Charaka Samhita permanece enfocado en la medicina interna del Ayurveda (cuerpo-mente) en la cual la causa de la enfermedad y la constitución de la persona es explicada.

El conocimiento de la cirugía Ayurvédica y los detalles de estas técnicas se encuentran en el Sushruta Samhita. Estas prácticas fueron interrumpidas al final de la vida de Budha y ya no se practican. Durante el periodo medieval las terapias de rejuvenecimiento y virilización conocidas como Rasayana y Vajikarana, fueron introducidas dentro en la práctica de curación.

Cerca del año 500 a.C. el Ayurveda se forma dentro de ocho ramas de medicina y dos escuelas primarias que descienden de los sabios Atreya y Dhanvantari. Charaka pertenecía a la escuela de Atreya y Sushruta a la escuela de Dhanvantari.

Aunque ahora, todo esto pueda sonar como un grupo de nombres extraños y difíciles de recordar, verás que conforme avanzamos, la parte aplicada de hábitos y estilo de vida resultará más sencillo de lo que parece.

¿Qué es realmente el Ayurveda?

El Ayurveda es una ciencia médica originaria de la India que se practica hace más de 5 mil años y pone al alcance de nuestras manos el conocimiento para lograr la salud física y emocional a través de simples cambios en la rutina diaria, trayendo así el balance y equilibrio natural. También ofrece remedios y soluciones a problemas de salud crónicos y recurrentes.

Ayur significa "vida" en sánscrito y veda significa "conocimiento". Así, el término Ayurveda puede ser definido como "la ciencia de la longevidad" o "la ciencia de la salud".

Se dice que la práctica de este sistema holístico puede llevarte hacia la felicidad, salud y desarrollo. En la actualidad la Organización Mundial de la Salud (OMS) ya ha reconocido (2002) la validez del Ayurveda destacando su real eficacia y validez como medicina alternativa, aunque el Ayurveda en realidad plantea toda una cultura que fomenta el bienestar integral (cuerpo, mente y espíritu) y la evolución del ser humano.

El Ayurveda, el Yoga y el Tantra son las disciplinas básicas de la vida. El Yoga es la ciencia de la unión con lo divino y la verdad. Es la ciencia del auto-conocimiento y la auto-realización. Su práctica Incluye las asanas (posturas), afirmaciones, visualizaciones, oraciones devocionales y disciplinas de meditación. Lo contrario a lo que se cree, la practica de Yoga no consiste únicamente de posturas y ejercicios de respiración, sino que consiste en una práctica disciplinada de meditación y cultivación espiritual.

El Tantra se refiere a las técnicas de yoga, incluídos mantras, yantras, visualización y meditación, orientados al conocimiento y comprensión del cuerpo sutil, sus centros de energía (chakras) y las fuerzas superiores que trabajan en él como la kundalini. En pocas palabras, todo lo relacionado a la energía.

El Ayurveda es la ciencia de la vida, la curación del cuerpo y mente. Este sistema incluye dieta, remedios herbales naturales, actividad física y se refiere a un estilo de vida que nos lleve al balance adecuado para poder realizar las prácticas de yoga y meditación.

El propósito de estas tres disciplinas es el de llevarnos a conseguir salud, longevidad, liberación de las condiciones de la materia y autorrealización. Por lo tanto, se puede concluir que la salud del cuerpo, de la mente y de la conciencia depende del conocimiento y práctica de esta trilogía en el día a día.

Los cinco elementos: Pancha Maha Bhutas

"Pancha" significa cinco, "Maha" significa gran y "Bhuta" significa elementos.

Los 5 grandes elementos de la materia son: el éter (un nombre elegante para decir "espacio"), aire, fuego, agua y tierra. Estos elementos existen en toda materia, tanto en la naturaleza como en el mismo hombre. ¿Recuerdas? En un árbol, en un perrito, en el vecino, en tu cuerpo.

El éter es el lugar en donde ocurren las cosas, el espacio entre las partículas de la materia. Se manifiesta en las cavidades del cuerpo, como la boca, la nariz, el tubo digestivo, etc.

El aire es el estado gaseoso de la materia, que se caracteriza por la movilidad. Está en los latidos del corazón, los movimientos estomacales, la respiración, etc.

El fuego es la fuerza capaz de convertir una sustancia de un estado a otro. Está en el sistema digestivo y en la materia gris de las células cerebrales.

El agua es el estado líquido de la materia, cuya característica principal es fluir.

Se adapta al recipiente que lo pueda contener. Se encuentra en los jugos digestivos, las membranas mucosas, los fluidos corporales, etc.

La tierra es el estado sólido de la materia, cuya característica principal es la estabilidad.

Se manifiesta en los músculos, estructuras óseas, uñas, dientes, cabellos, etc.

Imagina un atardecer en la costa del Pacífico. Ahí puedes ver todos los elementos de la naturaleza, el agua en el mar, el fuego en el sol, el aire en la brisa, la tierra en la arena y el éter en el espacio que ocupa todo ese precioso atardecer.

La Tridosha

¡Ahora sí estamos llegando a la parte que has estado esperando!

La palabra Trisosha se usa para referirse a las 3 energías sutiles o doshas. Estas energías son: Vata, Pitta y Kapha. Éstas gobiernan todas las funciones biológicas, psicológicas y patológicas del cuerpo, la mente y la consciencia. Así mismo, determinan la constitución básica de cada uno.

Como hemos visto en los resultados del test ayurvédico, existen 7 tipos de constituciones principales:

Vata

Pitta

Kapha

Vata – Pitta

Pitta – Kapha

Vata – Kapha

Tridosha (Vata – Pitta – Kapha)

Prakriti es el nombre que se da a la constitución individual y su traducción literal es "naturaleza" o "creación primaria". El Prakriti es definido en el momento de la concepción y permanece fijo durante toda la vida.

Esto significa que, al nacer, así como tenemos huellas digitales en los dedos, tenemos también una especie de "huella" personal que denominamos dosha. Esta dosha, única e irrepetible con la que llegamos al mundo se llama Prakritti y es la que determina que proporción de cada elemento conforman nuestro cuerpo. Es por esto que también, en Occidente le llamamos biotipo o constitución.

Veamos a grandes rasgos cuáles son las características de la tridosha:

Vata: es el principio del movimiento. En el cuerpo representa la energía sutil que controla el movimiento biológico y que da lugar al metabolismo. Vata está compuesto de los elementos éter y aire y gobierna la respiración, el parpadeo, el movimiento de los músculos, los latidos cardíacos, etc. Vata se relaciona con el temor, nerviosismo, ansiedad y dolor, así como con la creatividad, alegría y socialización. En el cuerpo se ubica en el intestino grueso, la piel, los huesos, el oído y la cavidad pélvica.

Pitta: es el "fuego", que en el cuerpo se traduce como la energía o metabolismo. Pitta gobierna la digestión, nutrición, asimilación, temperatura y color de la piel. Así mismo, está representada en la inteligencia y habilidad, así como en la ira, celos y el odio. En el cuerpo se encuentra en el intestino delgado, el estómago, la sangre, los ojos y la piel.

Kapha: representada en los fluidos biológicos del cuerpo. Kapha es responsable de la fuerza y resistencia natural del cuerpo, lubrica la piel y articulaciones, ayuda a la regeneración y mantiene el sistema inmunitario. Se encuentra en los pulmones, pecho, garganta, boca, articulaciones, el plasma y las secreciones mucosas. Kapha controla las emociones de apego, envidia y avaricia, así como la tranquilidad, el amor y perdón.

Podemos concluir entonces que las tres doshas son la base de las actividades metabólicas del cuerpo:

Anabolismo - Construcción (Kapha)

Catabolismo - Oxidación (Vata)

Metabolismo - Transformación (Pitta)

Al encontrarse en desequilibrio, estas energías afectan al cuerpo en forma negativa, deteriorándolo y generando enfermedades, tanto físicas como emocionales. He ahí la importancia de mantenerlas en balance.

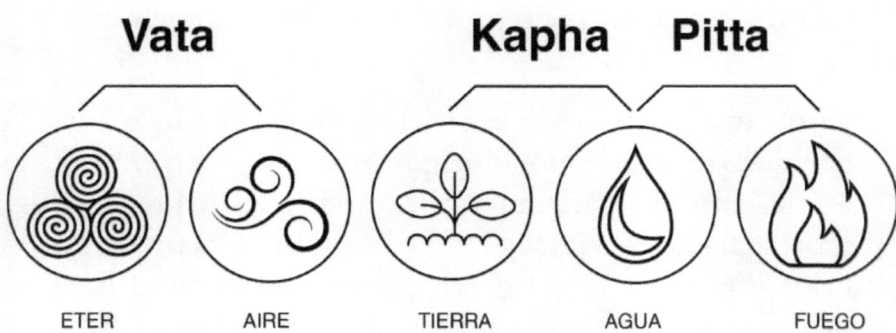

Las Maha Gunas o Triguna

"Cuando, a través de todos los portales en este cuerpo (los sentidos), brilla la luz de la sabiduría, entonces Sattva es predominante".
Bhagavad Gita, cap. 14, 11

Toda materia está definida por cualidades o atributos (gunas). Existen tres grandes atributos que son considerados los principales: sattva, rajas y tamas. Estas son las tres fuerzas primordiales que se encuentran presentes en todo lo que existe, en diferentes proporciones o grados.

Sattva: Se caracteriza por la positividad, luz, equilibrio, pureza, paz, claridad.

Rajas: Es actividad, pasión, energía, intensidad, movimiento, cambio, deseo, apego.

Tamas: Es inercia, oscuridad, negatividad, letargia, densidad, adormecimiento.

Todo está compuesto por una combinación de estos tres atributos, así como la tridosha, la triguna funciona en conjunto para crear balance. Demasiada energía tamásica crea depresión, tristeza, pesimismo. Demasiada energía rajásica crea apego, materialismo, violencia. La energía sáttvica es símbolo de pureza e iluminación, lo que deseamos aumentar para alcanzar un estado de equilibrio y liberación.

Veamos algunos ejemplos de cómo se manifiesta la triguna en la vida diaria:

Sattva: el corazón y las emociones, meditación, caminatas en la naturaleza, la mañana, mantras, agua pura, vegetales y frutas frescas, ghee, miel cruda.

Rajas: la mente, comprar, los lujos, perfeccionismo, irritabilidad, discutir, trabajo en exceso, ejercicio extenuante, la tarde, comida picante, café, chocolate, snacks salados.

Tamas: el cuerpo, depresión, cansancio, ver demasiadas series, edificios, la noche, dormir mucho, comer en exceso, sedentarismo, leyes, comida grasosa, carne, champiñones, cebolla, ajo, comida del día anterior.

No puede haber sattva sin la existencia de rajas y tamas.

Aunque nuestro objetivo es aumentar sattva, por naturaleza, funcionamos con las tres energías, por lo que no es necesario apuntar a "deshacernos" de las otras dos, porque no será posible.

Para aumentar sattva, podemos reducir rajas y tamas de una forma saludable, dando preferencia a alimentos frescos sin procesar, como frutas, vegetales, granos integrales y legumbres, practicar caminatas en la naturaleza, practicar yoga y respiración profunda, meditar, encontrar el equilibrio entre horas de trabajo y horas de descanso, tener una práctica espiritual, practicar gratitud, dormir antes de las 10 pm y despertarse antes del amanecer, mantener tu casa limpia y ordenada, ser amable y generoso con quienes nos rodean.

¿Cómo sé que finalmente Sattva guna está aumentando?

Algunos cambios notorios son:
- El deseo de cuidar y ser generoso con los demás.
- Tomar decisiones con mayor madurez y seguridad.
- Aceptar los errores y desear enmendarlos.
- Alegría natural e inocente.
- Comportamiento menos reactivo o violento.
- Reconocer con mayor facilidad la diferencia entre querer y necesitar.
- Reducción de ansiedad.
- Disminución del deseo de alimentos procesados o estimulantes.
- Energía y claridad mental.
- Apertura de la creatividad.

Las 20 Gunas: Humores, atributos o cualidades

Cada dosha se manifiesta a través de características particulares denominadas gunas que significa humores, atributos o cualidades. Las gunas están presentes en nuestros cuerpos, en nuestras mentes, en la naturaleza, en las comidas y bebidas. Piensa en las gunas como si colocara delante tuyo una taza de tu café o postre favorito, ¿cómo lo describirías? Caliente, ligero, amargo, aromático, intenso, con cuerpo o dulce, esponjoso, cremoso, frío, suave.

Ahora coloca delante tuyo a una ex pareja que te disguste o al profesor del curso que más odiabas en la escuela, ¿cómo lo describirías?

A diferencia de nuestras condiciones para describir algo que nos agrada o desagrada, las gunas o cualidades no tienen un género positivo o negativo, son lo que son, lo que se ve y se percibe a través de los sentidos. Estos atributos se encuentran en el comportamiento de todos los seres vivos animales, plantas y minerales. Ayurveda reconoce en total veinte gunas o atributos en la naturaleza que son opuestos y complementarios:

Pesado —ligero (guru - laghu)

Lento- rápido o agudo (manda - tiksna)

Frío-caliente (sita - usna)

Oleoso- seco (snigdha-ruksa)

Suave -áspero (slaksna - khara)

Denso- líquido (sandra - drava)

Suave-duro (mrdu - kathina)

Estático-móvil (sthira - cala)

Sutil-grueso (suksma - sthula)

Turbio-claro (visada - picchila)

Los principales atributos o cualidades de cada dosha son:

Atributos Vata: Seco, ligero, frío, áspero, sutil, móvil, claro,

Atributos Pitta: Caliente, oleoso, ligero, agudo, móvil, líquido.

Atributos Kapha: Pesado, frío, grueso, denso, suave, estático.

Reconocer las cualidades de cada dosha nos ayuda a darnos cuenta de cuáles son nuestras tendencias al desequilibrio. Si mi dosha dominante es Vata, por ejemplo, tendré la tendencia a desbalances con características secas, ásperas, frías, etc. Lo que podría traducirse en ansiedad, digestión debilitada, piel seca, estreñimiento, etc. Profundizaremos en las tendencias al desequilibrio de la tridosha en el siguiente capítulo y veremos los hábitos iniciales que podemos empezar desde ya a implementar para encontrar el equilibrio.

Un poco más adelante veremos cómo identificar las gunas en los alimentos y bebidas, para poder determinar si nos conviene aumentar o disminuir su consumo en nuestro día a día.

Prakriti y Vikriti: Las doshas en la constitución individual

Todos nacemos con características particulares, en una combinación e intensidad específica. Esto nos diferencia de todo el resto de personas en el mundo y hace de nosotros un ser totalmente único.

El Prakriti suele ser llamado "Dosha" de manera informal. Como cuándo decimos: "Mi dosha es Vata" o "El test de Doshas indica que soy Kapha-Pitta" o cuando un compañero de clases nos pregunta: "¿Cuál es tu dosha?". Para ser exactos, esto es el Prakriti.

Prakriti significa naturaleza, rasgo fundamental o creación original. Tu prakriti es tu constitución individual única y está definida por el balance inherente de las tres energías sutiles (Vata, Pitta y Kapha) con la que has nacido. Nuestro Prakriti no lo tendrá como tal, ninguna otra persona. Este conjunto de características determinará cómo reacciona nuestra mente y nuestro cuerpo naturalmente frente a ciertos estímulos, como el clima, las relaciones con los demás, el estrés, los alimentos, etc.

El Prkariti se define en el momento de la concepción y determina características como:
- Comportamiento.
- Estado mental.
- Gustos.
- Necesidades nutricionales.

- Aspecto físico.
- Carácter
- Tendencia a la enfermedad.
- Respuesta frente a estresores.
- Funcionamiento de la digestión, etc.

¿De qué te sirve conocer tu Prakriti?

Descubrir y comprender tu naturaleza te ayudará a entender por qué tienes ciertas preferencias, dificultades y tendencias, así como apreciar tus fortalezas y cualidades.

Una vez que logres identificar tu constitución individual podrás empezar a implementar cambios más detallados en torno a tu estilo de vida para lograr una vida más equilibrada, preservar tu salud, regular tus emociones y desarrollarte con mayor facilidad en tus actividades.

El Prakriti no puede modificarse ni es el origen de la enfermedad o desequilibrio. Es aquí donde interviene el Vikriti, que es el estado de desequilibrio o enfermedad. Vikirti es la alteración del estado natural con el que nacimos debido a hábitos, circunstancias, estilo de vida, etc. Vikruti significa "después de la creación" y es el estado en el que se pueden encontrar las doshas después de la concepción. El estado natural no puede permanecer intacto porque empezamos a estar expuestos a diversas situaciones que lo alterarán tarde o temprano. Algunos ejemplos de estresores a los que se encuentra expuesto el feto son la alimentación, la salud general, emociones y energía de la madre. Después del nacimiento seremos expuestos a maor número de interacciones con el medio ambiente así como el desarrollo de hábitos que afectarán la fisiología normal.

En el siguiente cuadro podrás ver las principales características de cada naturaleza:

Aspecto	Vata	Pitta	Kapha
Contextura	Delgada	Mediana	Gruesa
Peso	Bajo	Moderado	Sobrepeso
Subida de peso	Se centra en la cintura	Se distribuye por todo el cuerpo	Se centra en las caderas y piernas
Piel	Seca, áspera, fría, morena	Suave, grasosa, blanca o rojiza	Gruesa, grasosa, pálida, blanca
Pelo	Negro, seco, rizado	Lacio, rojizo o rubio, suave, canas o calvicie	Grueso, abundante, ondulado, oscuro o claro
Dientes	Grandes, chuecos, encías finas	Tamaño medio, color amarillento	Dientes fuertes, blancos
Ojos	Pequeños, apagados, oscuros	Intensos, amarillos, color verde o gris	Grandes, muchas pestañas, color azul o negro
Apetito	Escaso, variable	Bueno o excesivo	Lento pero estable
Sabores	Dulce, ácido, salado	Dulce, amargo, astringente	Picante, amargo, astringente
Sed	Variable	Abundante	Poca
Eliminación	Estreñimiento	Abundante	Estable
Actividad física	Activo	Moderado	Letárgico

Mente	Activa	Intensa, inteligente	Calmada
Temperamento	Miedo, inseguridad, impredecible	Agresivo, celoso, irritable, iracundo	Calmado, apegado, avaro
Memoria	Buena a corto plazo, mala a largo plazo	Aguda	Buena a largo plazo, mala a corto plazo
Sueño	Ligero, tendencia al insomnio	Estable, puede costarle conciliar el sueño	Pesado, duerme rápido
Habla	Rápida, inquieta	Penetrante, directa	Lenta, monótona
Finanzas	Gasta mucho sin pensarlo	Gasta en lujos	Sabe ahorrar
Pulso	Suave, débil	Moderado, punzante	Lento, ondeante

Entonces, ¿Tu Prakriti y Vikriti pueden ser diferentes?

Es decir, ¿tu desequilibrio puede ser diferente a tu dosha o naturaleza? Sí. Independientemente de tu biotipo o rasgo fundamental, una persona puede tener un desequilibrio en cualquier otra dosha. Los desequilibrios son provocados por el ambiente y estilo de vida. Por ejemplo, al vivir en ciudades donde hay mucho movimiento, poco tiempo para estar en la naturaleza y descansar; todos estamos expuestos al desequilibrio Vata; sin embargo, una persona de naturaleza Vata desarrollará este desequilibrio más fácil y rápidamente que las personas de naturaleza Kapha o Pitta.

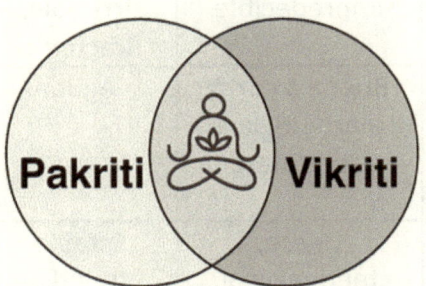

- Equilibrio natural.
- Determina la constitución.
- Estable.
- Da la base para tratamientos.
- Predominancia de las doshas.

- Estado de desequilibrio.
- Refleja el estado actual.
- Puede modificarse.
- Estado de salud actual.
- Desequilibrion de las doshas.

Biotipos y Doshas

"Dosha en equilibrio, agni saludable, un buen estado de los tejidos y su producto metabólico lleva al estado de balance de los sentidos, mente y espíritu, lo que resulta en la buena salud".

Sushruta Samhita, Cap.75/41

Para el Ayurveda en cada cuerpo actúan las energías organizativas tridosha controlando todos los sistemas vitales, Sistema Nervioso, Cardiovascular, Respiratorio, Digestivo, Inmunológico, Endocrino, etc.

Todos los sistemas del cuerpo tienen como función natural equilibrar los gunas o atributos que manifiestan los doshas siguiendo una ley simple: atributos iguales se agravan y opuestos equilibran.

Vuelve a pensar en el café y el postre que mencionamos antes. ¿Qué pasa si en lugar de tomarnos un café y un postre, nos pedimos un milkshake? Tomamos esta bebida fría y dulce, con un postre igualmente dulce y cremoso, como un mousse de dulce de leche y crema. Terminamos empalagados hasta las orejas.

Desde esta perspectiva todo individuo intuitivamente se abre paso en la vida equilibrando opuestos a todo nivel; lo caliente con lo frío o refrescante, lo pesado con lo ligero, lo seco con lo oleoso, lo duro con lo suave, lo estático con lo móvil, lo sutil con lo grueso, lo turbio con lo claro, etc...

Es por eso que es natural y más usual, que pidamos un postre dulce y cremoso, con un café amargo, con una infusión, con una limonada o con agua.

Dependiendo del predominio de cada uno, los doshas en el ser humano se dividen de la siguiente manera:

Monodoshicos: Vata, Pitta y Kapha.

Bidoshicos: Vata-Pitta, Vata-Kapha, Pitta- Vata, Pitta – Kapha, Kapha-Vata,

Kapha-Pitta. Estas combinaciones de dos doshas predominantes son más comunes.

Tridóshicos: Vata, Pitta y Kapha, que es menos común que los anteriores.

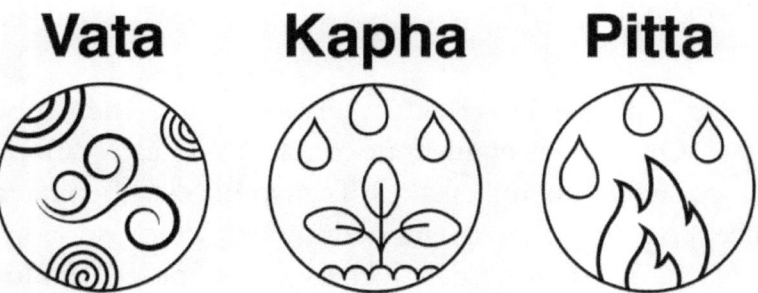

Dosha Vata

Es responsable del MOVIMIENTO.

Características positivas Vata:

- Creativo e imaginativo.
- Contagiosamente feliz y entusiasta.
- Flexibilidad.
- Capacidad de comunicación y conexión.
- Posee mucha energía de impulso.
- Mente lúcida y alerta.
- Rapidez.

Debilidades Vata:

- Poca conciencia de horarios y rutinas. Los acepta porque se le imponen.
- Puede sentir aprisionamiento, lo que le genera desgaste físico y mental.
- Tiende a no terminar lo que comienza.
- Es sensible a los cambios.
- Miedo y ansiedad.
- Tiende a derrochar dinero, energía y palabras.
- El estrés suele manifestar nerviosismo constante, pensamientos de preocupación excesivos y agotadores
- Insomnio, estreñimiento y depresión leve.
- En desequilibrio, la energía del tipo vata "altera y desordena".
- Puede tener tendencia a las lesiones, por lo que requiere hacer esfuerzo físico intermedio a leve.
- Tendencia a perder peso en especial en situaciones estresantes.

Recomendaciones generales:

- Crea y mantén rutinas estables, en especial para comer y dormir.
- Abrígate bien durante las estaciones frías.
- Descansa lo suficiente.
- Cuida de no excederte en tus comportamientos porque puede haber tendencia a la adicción.
- Evita el contacto con situaciones confusas como chismes o problemas ajenos.
- No consumas productos estimulantes, te expondrán a la alteración del sistema nervioso.
- Automasajes y rutinas suaves de Yoga, Tai chi, Qi gong, caminatas o natación.
- Permanece atento a no sobre estimular tu instinto de libertad. La REGULARIDAD Y PAUSA te permitirán equilibrar tus pensamientos y acciones.
- Es muy probable que estas recomendaciones no te parezcan naturales; pero, en la práctica conducirán a una rápida mejoría a nivel físico y mental.

Dosha Pitta

La característica central del biotipo Pitta es la INTENSIDAD.

Características positivas Pitta:

- Inteligencia, claridad y buen discernimiento.
- Gran capacidad de concentración.
- Valiente y decidido.
- Se expresa con claridad y exactitud.
- Seguridad en sí mismo.
- Carismático, cálido y atento.
- Es eficaz en la administración de su energía, dinero y sus actos.
- Su fortaleza física puede ser intensa y potente.

Debilidades Pitta:

- Ira, frustración e irritabilidad.
- La intensidad natural que posee lo hace excederse en sus esfuerzos por lograr sus metas.
- Impaciencia, crítica e intolerancia.
- Perfeccionismo.
- Puede considerar que impulsar sus proyectos y el tener reconocimiento, dinero y lujos son lo más importante en la vida.
- Puede ser cortante e hiriente, con actitudes críticas y sarcásticas hacia aquellos que lo retan.
- En estrés, su cuerpo genera exceso de calor manifestando sudoración, diarrea, ardor en los ojos y acidez.

- Celos, agresividad y desconfianza.
- Su actividad física debe ser moderada para no incrementar el fuego interno.
- Aprender a medir su excesiva fuerza y potencia es importante para no quemar su energía.
- En desequilibrio la energía del tipo pitta tiende a destruir.

Recomendaciones generales:

- Procura llevar un estilo de vida moderado y limpio.
- Evita el consumo de alcohol o cigarrillos.
- Evita relacionarse con personas que influencien emociones tóxicas como la hostilidad, el odio, el rencor, la intolerancia y los celos; esto irritará tu organismo.
- Practica la MODERACIÓN. Que sea la principal herramienta para equilibrar tu vida.
- Separa tiempo para el descanso y diversión sana, como pasar tiempo en familia o con amigos, jugar con tus hijos, practicar deportes en equipo por diversión.
- Haz cosas que te hagan reír, como ver películas de comedia, leer libros ligeros y entretenidos, bailar, jugar.

Dosha Kapha

Su característica central es la "ESTABILIDAD".

Características positivas Kapha:

- Gran capacidad de amar, generar unidad y calma.
- Promueve la gratitud y el perdón.
- Su personalidad refleja una visión optimista del mundo.
- Sus esfuerzos siempre se orientan hacia la estabilidad.
- Tiende a gozar de buena salud física.
- Tiene capacidad de resistencia ante los desafíos, en especial físicos.
- Es confiable por su carácter sereno y reservado.
- Es ahorrador por naturaleza.
- Tiene buena capacidad de retención.
- Tiende a ser metódico y obediente a las órdenes.
- Su principal virtud en la actividad física es la resistencia, sus músculos y huesos son fuertes.

Las debilidades Kapha:

- Tiende a acumular toxinas e impurezas en el organismo con mucha facilidad.
- Pesadez, flojera y desánimo.
- Depresión severa.
- Tendencia a subir de peso.
- Su capacidad de reacción física y mental suele ser lenta.
- Tiende a apegarse a los bienes materiales y ser codicioso.
- Tiende a ser conformista.
- Dificultad para levantarse por la mañana.
- Volverse terco, posesivo o demasiado sentimental.

- En desequilibrio la energía del tipo kapha "impregna el entorno de inercia".

Recomendaciones generales

- Prueba siempre cosas nuevas.
- Emprende algún proyecto que te ilusione y motive.
- Trabajar en dejar ir el pasado.
- Deshacerte de pertenencias y objetos que ya no usas.
- No evadir los cambios.
- Tu principal meta es mantenerte ACTIVO y DINÁMICO en cada área de tu vida.

Trayopastambha: Los 3 pilares del Ayurveda

Traya significa tres en sánscrito, upa significa seguido por o capaz de y stambha significa pilar fuerte, que tiene capacidad de sostener. Entonces, Trayopastambha significa tres pilares fuertes que tienen capacidad de sostener.

"Trayopastamba son Aahara, Nidra y Brahmacharya. Si estos pilares son mantenidos adecuadamente por medio de Yukti, ellos actúan como un pilar para la nutrición y crecimiento del cuerpo, proporcionando fuerza, hasta el fin de la vida de la persona que no se entrega a ningún régimen que es perjudicial para la salud".
Charaka Samhita

La palabra Yukti se refiere a un protocolo, planificación, aplicación o ejecución de conocimiento y en esta frase nos habla sobre los cambios que efectuamos en nuestros hábitos y rutinas para encontrar el equilibrio.

Los pilares del Ayurveda son tres: alimento (ahara), descanso (nidra) y manejo de energía (brahmacharya).

En el mundo occidental, la medicina suele considerar "salud" como la ausencia de enfermedad; pero Ayurveda va un poco más allá de eso. Según el Ayurveda, no basta la ausencia de enfermedad, sino que se enfatiza la búsqueda del equilibrio general cuerpo-mente-espíritu como forma preventiva para mantener la salud en los diferentes aspectos de la vida.

La ausencia de lo negativo no significa la presencia de lo positivo. Podemos no tener una enfermedad actualmente, pero podemos experimentar síntomas de alarma de desequilibrios que podrían llevar a distintas enfermedades según el tipo de desbalance. Es por eso que Ayurveda describe como salud, la presencia de ciertos signos, como:

- Piel tonificada, hidratada y sin alteraciones
- Buena digestión
- Buena eliminación, a diario
- Lengua color rosa sin marcas
- Ojos limpios y con brillo
- Sueño profundo y reparador
- Relaciones armoniosas con las demás personas
- Buen nivel de energía y vitalidad
- Buen manejo de las emociones
- Deseo natural de la búsqueda del equilibrio y lo saludable

Además de estos tres grandes pilares, después de experimentar el estilo de vida ayurvédico por algunos años, nos tomaremos la libertad de añadir dos pequeños pero poderosos pilares que son los pensamientos y el movimiento.

Alimento

En la medida de lo posible, escogeremos para nuestras comidas ingredientes frescos, locales, de temporada, en su mayoría de origen vegetal. Si el clima del lugar donde vives, permite el crecimiento saludable de ciertos vegetales o frutos, favorecerá también su digestión.

Comer la cantidad necesaria puede ser difícil de calcular, pues confundimos los deseos de comer o apetito con hambre, comemos rápido o de pie y hay una gran tendencia a la desconexión de la mente y cuerpo. Es importante que llenemos el estómago sólo hasta 3 / 4 de su capacidad para lograr una digestión equilibrada y evitar la sensación de sueño, embotamiento o dolor

Para esto, procuraremos:
- Seguir de la mejor manera posible un horario para las comidas. Más adelante veremos el reloj ayurvédico para más precisión.
- Comer durante el día, una vez que llega la noche debemos entrar en ayuno.
- Sentarse siempre para comer, aunque sea un bocadillo.
- Masticar adecuadamente los alimentos.
- No ver televisión o leer mientras comemos, en lo posible permanecer atentos a los alimentos para satisfacer los demás sentidos y recuperar la conexión con mente-cuerpo.
- No ver noticias desagradables o tener discusiones durante las comidas, procurar compañía amistosa, conversaciones relajantes o el contacto con la naturaleza.
- Evitar consumir líquidos fríos o helados con las comidas. Se puede beber líquidos tibios o calientes, pero en pequeñas cantidades.
- Levantarte sólo cuando ya terminaste de comer. Cuando comes de pie, caminando o te levantas a cada momento, a tu cuerpo le cuesta más la digestión. Si te habitúas a

comer sentado, tu cuerpo se acostumbrará y cuando hayas terminado, se enviará un mensaje a tu cerebro que dirá: "El tiempo de comer ya acabó". Así podrás mantener un orden de horarios con más facilidad, evitando caer en picar durante el día o comer en exceso.

- Picar durante el día debilita la digestión y favorece la acumulación de toxinas. Debemos dejar un aproximado de 3 horas entre cada comida. En el caso de niños pequeños o personas con delgadez o en recuperación de trastornos de alimentación, se puede añadir dos horarios para snacks durante el día, a media mañana y a media tarde, siempre y cuando sean parte de un horario equilibrado sin llegar a ser demasiado preciso o que represente estrés.

Según Charaka existen 12 reglas que nos ayudan a obtener el beneficio máximo de los alimentos que consumimos y son:

1. Dar preferencia a la comida caliente.
2. Escoger alimentos untuosos.
3. Comer la cantidad necesaria para sentirnos satisfechos y no llenos.
4. Comer dejando el tiempo necesario para que se haga la digestión de la comida anterior.
5. No combinar alimentos contradictorios.
6. Comer con utensilios limpios en un lugar higiénico.
7. No discutir o hablar de temas angustiantes durante la comida.
8. No comer muy rápido o sin masticar lo suficiente.
9. No comer exageradamente lento.
10. Evitar beber líquidos con las comidas.
11. Comer con atención.
12. Tener consideración y paciencia con uno mismo.

Descanso

A todos nos ha pasado esa mala noche, en que damos vueltas de un lado al otro sin poder descansar realmente, vemos la hora con temor contando cuánto tiempo nos queda para descansar, el vecino hace una fiesta, el bebé llora sin parar, los pensamientos o la ansiedad no nos dejan tranquilos, los nervios por algo importante al día siguiente... escoge tu opción... ¿Y al día siguiente? ¿Cómo nos sentimos? Terrible, ¿verdad?

La energía y la salud no pueden separarse de un buen descanso. En la vida moderna, la privación del sueño no sólo en horas sino en calidad, es una epidemia bastante difundida y que es causada por diferentes factores de desequilibrios físicos y mentales.

El buen descanso nocturno ayuda a sanar tejidos, desintoxicar los órganos y recuperar energía. Sin un buen sueño, pronto empezaremos a notar los desequilibrios en mente y cuerpo. Dormir poco y sin horarios desequilibra Vata Dosha, lo que produce nerviosismo, activación de enfermedades degenerativas y del sistema nervioso, aumento de los temores y fobias, apetito irregular y otros desarreglos. Dormir demasiado aumenta Kapha dosha, lo que se podría traducir en letargo, pereza, antojos por dulces, ganancia de peso y tendencia a la depresión.

Además del sueño nocturno, existen otros tipos de descanso que podemos considerar incluir en nuestras rutinas diarias o semanales:

- Descanso físico: puede ser pasivo (dormir) o activo (yoga, masajes, etc.).
- Descanso mental: meditación, escritura terapéutica.
- Descanso sensorial: dejar las pantallas, salir a dar una caminata al aire libre.
- Descanso creativo: presenciar un atardecer, dibujar, tejer, escuchar música.
- Descanso social: disfrutar estar a solas o reunirnos con personas que nos agrade compartir.
- Descanso emocional: expresar lo que sentimos, ejercicios terapéuticos.
- Descanso espiritual: conexión con un ser o energía superior.

Recomendaciones:

Definir un horario para acostarse y para levantarse, el ideal sería acostarse a las 10 pm y levantarse a las 6 am.

Retirar el televisor del cuarto para evitar dormirse tarde o dejarlo prendido durante la noche y dormir bajo la luz de la pantalla.

Tener una rutina apaciguante antes de dormir. Por ejemplo, meditación u oración, automasaje a los pies, lectura relajante o escritura terapéutica.

Practicar yoga, meditación, pranayama durante la semana.

Manejo de Energía

Este pilar es llamado originalmente "Brahmacharya", que significa celibato. No te asustes ni cierres el libro. Este era un compromiso de los antiguos yoguis de renunciar a los placeres del cuerpo para entregar todas sus energías a su camino espiritual. Pero, aplicado al mundo moderno y a la vida de cada uno de nosotros, este pilar no se trata solo del orden en la vida sexual, sino también del control de los pensamientos y comportamientos hacia uno mismo y hacia el otro.

Para un buen manejo de energía procuraremos:
- Evitar el uso de relaciones sexuales para calmar una mente insatisfecha o cubrir emociones dolorosas.
- Elegir de forma adecuada a la pareja, poniendo de por medio el afecto y conexión.
- Tratar con respeto a nuestro propio cuerpo y al cuerpo ajeno.
- No abusar de las relaciones sexuales, ya que esto debilita ojas, tu energía de vigor e inmunidad.
- Evitar las relaciones sexuales durante el día y darle preferencia a la noche para evitar desequilibrios de tipo Vata.
- Conectar con nuestro interior, dándonos permiso de ser nosotros mismos.
- Hacernos conscientes de nuestra relación con los placeres y deseos en los diversos aspectos de la vida: la comida, el sexo, el trabajo, los estudios, la familia, etc.
- Observar si necesitamos moderación o aprender a regular esos deseos, si vienen por una carencia emocional que necesitamos sanar de otra manera.
- Tener rutinas diarias.
- Explorar nuestra expresión artística y nuestros dones.

Movimiento

El movimiento es fuente de energía. El movimiento crea motivación, activa las funciones del cuerpo y libera emociones y bloqueos si los realizamos con intención y consciencia.

Existe la creencia de que para movernos necesitamos tener energía o deseos. Si estamos tristes o desanimados, nos recostamos y permanecemos inmóviles, pensando que sin la motivación y el deseo, no lograremos salir de nuestro lugar. En realidad, el movimiento es generador de motivación, por lo que caminar, bailar o una práctica de yoga, pueden convertirse en generadores de energía física y mental.

Para mantener las funciones principales, el cuerpo necesita movimiento. Cuando mueves el cuerpo, la circulación se activa y se oxigena el cerebro, tus órganos y cada una de tus células; tu digestión se fortalece y tu sistema de eliminación de desechos y toxinas se potencia.

Junto a la alimentación y la respiración, el movimiento es fuente primordial de prana o energía vital.

Pensamientos

El cuerpo y la mente no están divididos. El pensamiento crea una emoción y esa emoción se refleja en el cuerpo y en nuestras acciones y decisiones. Es por eso que solemos notar que cuando nos sentimos nerviosos, nos duele el estómago; cuando nos estresamos, nos duele el cuello o los hombros o cuando nos enojamos, nos duele la cabeza.

El pensamiento tiene mucho poder sobre nuestro cuerpo. Como pienso es como me siento, como me siento es como veo el mundo. Los pensamientos actúan como unos lentes, que al estar presentes influyen en todo lo que vemos y en todo lo que pasa en nuestro entorno.

Cuidar de nuestra mente y pensamientos es uno de los secretos de los que poco se habla cuando se trata de la salud, pero que en realidad es clave.

Algunas prácticas importantes incluyen:

- Dejar de ver noticias, en especial por la noche. Optar por informarnos mediante lectura o conversación, solamente lo necesario y no hacerlo justo antes de dormir o apenas nos hemos levantado.
- No exponernos a contenido violento como forma de entretenimiento.
- Practicar el agradecimiento diario. En una mente que agradece, hay poco espacio para la queja, el estrés y la ansiedad.
- Practicar afirmaciones diarias que fortalezcan el espíritu.
- Practicar oración o meditación.

El reloj Ayurvédico

Ayurveda recomienda seguir rutinas diarias para mantener la salud y el equilibrio de nuestras energías. Lo ideal es que estas rutinas estén alineadas con los ritmos de la naturaleza. Como seres humanos somos parte de un equilibrio natural, aunque vivamos en ciudades o nuestros hábitos y avances modernos a veces nos hagan sentir en separación de la naturaleza, en realidad no podemos dividirnos de ella.

Los ritmos naturales del cuerpo se verán beneficiados cuando ajustemos los horarios de las actividades en el reloj ayurvédico. Una hora adecuada para dormir, para comer, para trabajar y hasta para ejercitarnos, todo en beneficio de un buen funcionamiento del cuerpo y la mente.

Solo seguir este horario tendrá potentes efectos sobre la salud, podremos descansar mejor, dormir más profundamente, evitar digestiones lentas o aumento de peso, optimizar nuestra concentración, enfoque y actividad creativa y mantener buenos niveles de energía durante el día. Se dice que el primer remedio recetado para equilibrar todas las doshas es seguir los horarios de rutinas y hábitos de acuerdo al reloj ayurvédico. Qué maravilla, ¿no?

El reloj ayurvédico es similar al reloj biológico o interno. Relaciona las funciones del cuerpo y mente con la energía de la naturaleza y el estado de las doshas durante las horas que transcurren.

El día se divide en períodos de 4 horas. Cada uno de estos periodos es regido por una energía o dosha.

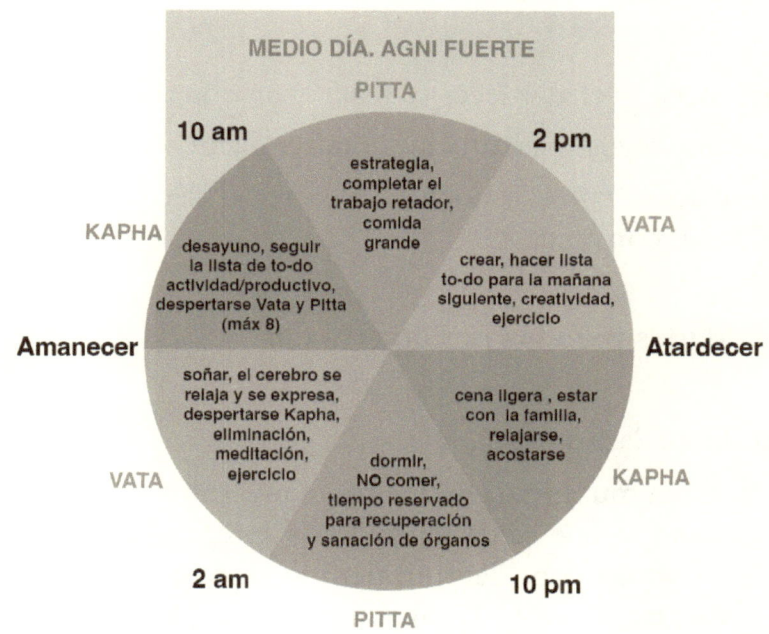

Según la imagen, podrás notar que:

Los horarios Kapha son:
De 6 am a 10 am y de 6 pm a 10 pm

Los horarios Pitta son:
De 10 am a 2 pm y de 10 pm a 2am

Los horarios Vata son:
De 2 am a 6 am y de 2 pm a 6 pm

Las actividades que practicamos en cada uno de estos periodos deberían relacionarse a cada dosha. De esta manera experimentamos mayor bienestar y equilibrio porque estaremos fluyendo con la energía natural de nuestro cuerpo.

El amanecer y el atardecer se relacionan con dosha Kapha.

El mediodía y la medianoche se relacionan con Pitta.

La transición entre la noche y el día y el día y la noche se relacionan con Vata.

Actividades para los periodos Vata:

Periodo de 2am a 6am:

- Brahma muhurta significa conocimiento y es un espacio de tiempo que se da 96 minutos antes del amanecer. A esa hora se considera un tiempo sagrado para meditar, visualizar y crear. También se puede practicar yoga o meditación.

Periodo de 2 pm a 6 pm:

- Socializar, compartir, comunicarse.
- Cenar a las 6pm.

Actividades para los periodos Pitta:

Periodo de 10 am a 2 pm:

- Almorzar entre las 12 y 2pm. Esta debe ser la comida más grande y nutritiva del día.
- Planificar, trabajar, organizarse.

- Actividad analítica, mental, de cálculo, de precisión.
- La hora Pitta es el tiempo más productivo del día.

Periodo de 10 pm a 2 am:

- Acostarse a las 10 pm. En este período de tiempo debemos estar dormidos para que nuestro cuerpo pueda repararse.
- Si dormimos a las 10 pm o antes, aprovecharemos los niveles más altos de serotonina y melatonina para conciliar el sueño con más facilidad y también podremos tener sueños más tranquilos.

Actividades para los periodos Kapha:

Periodo de 6 am a 10 am:

- Levantarse antes de que inicie este periodo. Debemos estar despiertos para favorecer el flujo de energía en el cuerpo.
- Ejercicios suaves y rítmicos.
- Desayuno ligero.
- Preparar el horario para el día.

Periodo de 6 pm a 10 pm:

- Bajar revoluciones, optar por actividades tranquilas, como compartir con la familia y mascotas.
- Automasaje al cuerpo o a los pies.
- Dejar la pantalla al menos a las 9 de la noche para lograr conciliar el sueño más fácilmente y tener un sueño reparador.

- Bajar las luces o utilizar lámparas o velas para entrar en el ritmo de la noche.

¿Cómo aplico de forma inmediata el Ayurveda?

Aquí hemos reunido una serie de tips que puedes empezar a implementar desde ya y que no requieren que recuerdes mucha teoría, pero pueden tener un efecto inmediato en tu salud y nivel de energía.

1. Piérdele el miedo a las especias. Las especias tienen la fama de ser pesadas y difíciles de digerir, cuando en realidad ayudan a una mejor digestión, alivian malestares y potencian la absorción de nutrientes. El secreto es no añadir demasiada cantidad y no abusar del uso de aceite en las preparaciones. Puedes empezar con las especias de sabores más conocidos como canela, jengibre, clavo de olor, cardamomo, cúrcuma, orégano y pimienta negra.

2. Si hay problemas de digestión, antes de comer se puede masticar un trozo pequeño de jengibre y luego escupir la fibra. Encenderá agni (fuego digestivo) de forma equilibrada y potenciará tu capacidad digestiva.

3. Evitar consumir bebidas heladas junto a las comidas, porque apagarás tu fuego digestivo. Se podría describir como una fogata a la que le cae un gran balde de agua fría. La digestión se hará lenta e ineficiente. Si sientes sed al comer, puedes beber sorbos pequeños de agua a temperatura ambiente o aún mejor, de alguna tisana digestiva. Siempre en cantidades moderadas. Las horas

adecuadas para beber agua son una hora antes del almuerzo o dos horas después.

4. No ayunar ni restringir los alimentos de forma prolongada. Hacer esto eleva Vata, causando nerviosismo, temor, falta de energía y enfermedad.

5. El contacto directo con la naturaleza fortalece el cuerpo y calma la mente: mirar el sol por la mañana cuando los rayos son suaves, observar el cielo, caminar descalzo en el pasto o la arena, bañarse en el mar.

6. Evitar reprimir las necesidades naturales del cuerpo: bostezar, toser, orinar, defecar.

7. Si hay insomnio cada noche o cansancio al despertar por la mañana, masajear las plantas de los pies con aceite de ajonjolí antes de dormir. Se puede aplicar en la cabeza y cuerpo también.

8. Dormir sobre el lado izquierdo del cuerpo. Esta posición permite una mejor circulación, da descanso al hígado y al estómago.

9. En la mujer, descansar durante la menstruación. En caso de dolor aplicar compresas calientes y consumir tisanas. Se puede hacer la vida normal, pero sin hacer esfuerzos excesivos y evitar ejercicio exigente o asanas de inversión (como parada de cabeza o de manos).

10. No consumir intoxicantes como preservantes, colorantes, cigarrillos, alcohol, drogas.

11. Procurar comer lo necesario. Tu estómago debe sentirse lleno sólo hasta ¾ de su capacidad. En palabras simples sería lo que llamamos "satisfecho" y no sentirse demasiado lleno para levantarse o para continuar las actividades del día, sentir sueño, dolor o hinchazón abdominal.

12. Hacer ejercicio físico que te permita sudar diariamente.

Los 6 sabores

Los alimentos concentran su naturaleza y sus atributos en el sabor. El Ayurveda reconoce 6 sabores, los que deben ser equilibrados en el cuerpo para una buena salud.

Guía de sabores:

Dulce (Madhura rasa): es refrescante y pesado, calma la mente y tiene un efecto antiinflamatorio. Es importante aprender a seleccionar el sabor dulce de manera

adecuada, optando por frutas dulces, granos, arroz, calabazas, tubérculos, leche, ghee y

yogurt fresco y en menor medida por azúcar, panes, galletas, helados, tortas, postres.

Reduce pitta y vata e incrementa kapha.

Amargo (Tikta rasa): lo encontramos principalmente en las hojas verdes como espinaca, acelga, kale, berros, etc. También en las alcachofas, espárragos y en especias como la cúrcuma. El sabor amargo es refrescante pero también seco. Tonifica la piel y los músculos, purifica la sangre, regula el apetito, ayuda a una mejor digestión y absorbe la humedad excesiva de los órganos, así como la mucosidad y el sudor excesivo. Reduce pitta y kapha e incrementa vata.

Astringente (Kashaya rasa): lo encontramos en los frijoles, garbanzos, pallares, lechuga, coliflor, galletas de arroz y en algunas frutas que no han madurado aún, como el plátano verde.Podemos reconocerlo como una sensación de sequedad en la boca.Este sabor es pesado, frío y seco y nos ayuda a mantener el cuerpo tonificado, a eliminar la retención de líquido y la hinchazón, alivia la diarrea y neutraliza el sudor en exceso. Reduce pitta y kapha e incrementa vata.

Picante (Kathu rasa): lo encontramos en alimentos como el ají, rocoto, rábanos, cebolla cruda, pimienta cayena. Tiene un efecto caliente y ligero, por lo que irrita a Pitta dosha.

En exceso puede causar sed, alergias a la piel, sangrado de la nariz, mareos e

irritación estomacal. Reduce kapha e incrementa vata y pitta.

Ácido (Amla rasa): está presente en el vinagre, queso, uvas verdes, naranja, mandarina, toronja y el alcohol. En exceso aumenta la sed, contamina la sangre e irrita la mucosa intestinal empeorando los síntomas del reflujo y gastritis. Reduce vata e incrementa pitta y kapha.

Salado (Lavana rasa): lo obtenemos directamente de la sal. En exceso intensifica la inflamación, empeora los problemas de piel, causa retención de líquido, hinchazón, aumenta la presión sanguínea, causa arrugas y sed excesiva. Reduce vata e incrementa kapha y pitta.

¿Cómo equilibrar las doshas con los sabores de los alimentos y las gunas?

Dosha Vata se equilibra con sabores: dulce, salado y ácido.
Atributos: oleoso, caliente y pesado.

Dosha Pitta se equilibra con sabores: dulce, amargo y astringente.
Atributos: frío, seco y pesado.

Dosha Kapha se equilibra con sabores: picante, amargo y astringente.
Atributos: ligero, caliente y seco.

Alimentación Sátvica

Experimentar por lo menos una vez al día cada uno de los seis sabores ayudará a mantener el equilibrio de las tres doshas en tu cuerpo. Como ya hemos visto anteriormente, cada dosha se beneficia de ciertos sabores en particular, por lo que es recomendable dar predominio en tu alimentación a aquellos sabores que sean equilibrantes para ti.

Dulce:
Equilibra: Vata y Pitta
Desequilibra: Kapha

Emociones que fomenta: amor, compartir, compasión, alegría, felicidad.

Emociones que agrava: apego, avaricia, posesividad.

Lo encontramos en:

Frutas: plátano, mango, higo, melón, ciruela, dátiles.

Vegetales: betarraga, camote, pepino.

Granos: arroz, maíz, trigo.

Legumbres: garbanzos, lentejas, mung, tofu.

Lácteos: ghee, leche, huevos.

Azúcares: todos

Nueces: almendras, cashews, semillas de calabaza.

Carne: res, cerdo, salmón.

Especias: nuez moscada, azafrán, coriandro, canela, cardamomo, albahaca, laurel, hinojo, menta, vainilla.

Beneficios: Da energía, fortalece, nutre el cuerpo y calma la mente.

En exceso: Causa pesadez, pereza y sensación de sueño o cansancio. Aumenta la grasa en el cuerpo y favorece la acumulación de toxinas.

Ácido:

Equilibra: Vata

Desequilibra: Pitta y Kapha

Emociones que fomenta: comprensión, entendimiento, apreciación.

Emociones que agrava: crítica, odio, agitación,

hiperactividad, celos.

Lo encontramos en:

Frutas: toronja, limón, lima, pasas.

Vegetales: tomate.

Granos: pan de masa madre.

Lácteos: mantequilla, queso, crema agria, yogurt.

Especias: ajo.

Otros: alcohol, vinagre, comida fermentada.

Beneficios: Es digestivo, mejora el apetito, estimula el metabolismo. Despierta la mente, es energizante y refrescante.

En exceso: Causa irritación en ojos y oídos y sensibilidad en los dientes. Causa congestión, sed y picazón en la piel.

Salado:

Equilibra: Vata

Desequilibra: Pitta y Kapha

Emociones que fomenta: confianza, entusiasmo, interés.

Emociones que agrava: adicción, irritabilidad, posesividad.

Lo encontramos en:

Vegetales: apio, algas.

Lácteos: queso cottage.

Carne: atún.

Especias: sal.

Beneficios: Mejora la digestión, absorción y asimilación de nutrientes. Proporciona fuerza y energía. Calma el sistema nervioso y la tristeza.

En exceso: Adicción, desequilibra todas las doshas.

Picante:

Equilibra: Kapha

Desequilibra: Pitta y Vata.

Emociones que fomenta: entusiasmo, claridad, vitalidad, vigor.

Emociones que agrava: agresividad, irritabilidad, ira, enojo, envidia, competitividad.

Lo encontramos en:

Vegetales: ajo, cebolla, rábanos, espinaca cruda, ají.

Granos: trigo sarraceno.

Especias: mostaza, pimienta negra, cayena, cardamomo, clavo de olor.

Beneficios: Ayuda a eliminar toxinas y alivia la congestión. Es estimulante.

En exceso: Agitación mental, alteración del sistema nervioso, dificultad para dormir.

Amargo:

Equilibra: Pitta y Kapha

Desequilibra: Vata.

Emociones que fomenta: claridad, conciencia, introspección.

Emociones que agrava: rechazo, aburrimiento, soledad.

Lo encontramos en:

Vegetales: hojas verdes, berenjena, alcachofa.

Especias: comino, dill, fenogreco, cúrcuma, azafrán.

Otros: semillas de sésamo, café, cacao.

Beneficios: Limpia el tracto digestivo y ayuda a eliminar grasas y toxinas.

En exceso: Sequedad de la boca y la piel, confusión y dificultad para concentrarse.

Astringente:

Equilibra: Pitta y Kapha

Desequilibra: Vata.

Emociones que fomenta: estabilidad, conexión, enraizamiento.

Emociones que agrava: miedo, ansiedad, nerviosismo, tristeza, rigidez.

Lo encontramos en:

Frutas: manzana, granada, plátano verde.

Vegetales: aguacate, coliflor, papas, arvejas, lechuga, brócoli.

Legumbres: frijoles.

Carne: pollo.

Especias: orégano, cúrcuma, romero, albahaca, amapola, laurel, eneldo.

Otros: pop corn.

Beneficios: Da tono a los músculos y órganos. Ayuda a formar las heces y eliminar toxinas.

En exceso: Estreñimiento, pérdida del apetito, dolor muscular o articular, mala circulación. Dificultad para conciliar el sueño y ansiedad.

Desayuno, almuerzo y cena para cada dosha

Te daremos ideas de alimentación para cada una de las doshas, de modo que tengas una base con la que empezar e ir añadiendo nuevos alimentos a fin de mantener variedad en tu nutrición. Es importante recordar que las rutinas alimenticias suelen tener algunas modificaciones, según las estaciones.

Vata:

Desayuno:

- Tisana de hinojo o de regaliz.
- Leche fresca o de almendras caliente, con panela o endulzante natural. Opcional añadir canela y cardamomo.
- Avena cocida con canela y anís con topping de linaza, almendras previamente remojadas y miel de abeja o dátiles.
- Yogurt con frutas dulces como mango, chirimoya o plátano.
- Pan integral caliente con mantequilla, queso fresco o crema de almendras.
- Tostada con huevos, palta y espinaca.
- Panqueques hechos con plátano, huevo, ghee y canela.

Almuerzo:

- Caldo caliente de frijol mung, verduras, especias y una porción de arroz
- Crema de espárragos y papa con crutones.
- Lentejas cocidas con comino, jengibre o coriandro acompañadas de arroz con cúrcuma.
- Kitchari con verduras.
- Hamburguesa de lentejas con pan sin levadura, ghee y vegetales.
- Pollo saltado acompañado de puré de papas amarillas con espinaca.
- Estofado de quinua con vegetales.
- Pasta integral con pesto de espinaca y pescado.
- Filete de pollo acompañado de betarragas o camote.
- Pavo con ensalada con aceite de oliva.

Snack:

- Almendras, nueces, pecanas.
- Barras energéticas con endulzante natural.
- Plátano, mango, higo.
- Dátiles.
- Pan sin levadura con guacamole.

Cena:

- Crema de verduras preparada con zapallo, papa, apio, espárrago o espinaca y especias.
- Leche dorada con anís o nuez moscada.
- Papa al horno con vegetales salteados.
- Lo mismo del almuerzo, pero en menor cantidad y sin ensalada cruda.

Pitta:

Desayuno:
- Tisana de menta o manzanilla.
- Batido de leche fresca o vegetal con dátiles y cardamomo.
- Quinua cocida con cardamomo y endulzada con miel.
- Avena cocida con manzana, canela y panela.
- Frutas dulces y jugosas: sandía, uvas o mango.
- Pan integral con mantequilla (no margarina) o palta con poca sal.
- Pudín de chía con leche de coco. Topping de frutos rojos o almendras.

Almuerzo:
- Frijoles con jengibre y semillas de coriandro.
- Garbanzos jugosos con arroz.
- Filete de pollo con arroz integral con espinacas.
- Pasta integral con vegetales salteados, aceite de oliva y queso de cabra.
- Pavo con pastel de arroz y abundante ensalada fresca.

Snack:
- Manzana, mango o pera.
- Palitos de zanahoria, pepino y apio con limón o guacamole.
- Hummus con pan pita.
- Bolitas de camote con dátiles y coco.
- Lassi.

<u>Cena</u>:

- Lo mismo del almuerzo, pero en menor cantidad.
- Risotto con arvejas, espárragos y espinacas.
- Papa al horno con queso sin sal y vegetales.

Kapha:

<u>Desayuno</u>:

- Té chai con especias.
- Tisana de jengibre.
- Bowl de frutas frescas: piña, frutos rojos y kiwi con un poco de miel.
- Granola con semillas de calabaza.
- Manzana o pera horneada con canela, jengibre y nuez moscada.
- Huevos hervidos con galletas de arroz integral y topping de semillas de girasol y jengibre.

<u>Almuerzo</u>:

- Ensalada de hojas verdes con pimienta y sal.
- Sopa de verduras condimentada.
- Kitchari con espinaca, cilantro y limón acompañado de ensalada.
- Ensalada de quinua hervida con vegetales.
- Lentejas con orégano y arroz con cúrcuma y jengibre.
- Tofu con vegetales salteados y arroz.
- Pollo con vegetales al vapor.
- Pavo con mix de vegetales y camote al horno con especias.

Snack:

- Manzana o fresas.
- Pasas.
- Té herbal con miel de abeja.
- Chips de kale.

Cena:

- Sopa de verduras con jengibre.
- Papas asadas con arvejas y espinacas.

Agni

Agni es la base de la salud, es la fuerza inteligente dentro de cada célula, de cada tejido y de cada órgano del cuerpo. Agni determina qué sustancias entrarán en nuestras células y cuáles serán eliminadas. De acuerdo con Ayurveda, un Agni debilitado es la raíz de los desbalances y la enfermedad.

Existen al menos 40 subtipos de agni en el cuerpo, pero el principal es Jathara Agni o fuego digestivo y es el que gobierna, como su nombre indica, la digestión y asimilación de los alimentos.

Cuando agni está equilibrado percibimos:
- Buena digestión, sin malestares.
- Apetito estable, hay deseos y gusto por comer, pero no la urgencia o desesperación.
- Lengua limpia, sin saburra (capa blanca sobre la lengua).
- Buena eliminación.
- Peso adecuado.
- Buenas defensas.
- Sueño profundo y reparador.
- Presión arterial equilibrada.
- Mente en calma.
- Buen nivel de energía.
- Alegría, buen ánimo y disfrute de la vida.
- Lucidez y valor.
- Longevidad.

Cuando Agni está debilitado notamos:

- Debilidad, fatiga o cansancio constante.
- Poco apetito o de lo contrario deseos de comer todo el tiempo.
- Ansiedad, miedo, ira o depresión.
- Problemas digestivos: gases, acidez, náuseas, estreñimiento, diarreas, pesadez o sueño después de comer.
- Congestión nasal y alergias.
- Dificultad para concentrarse o niebla mental.

Estos síntomas de desequilibrio pueden aparecer momentáneamente, pero también volverse crónicos y llevar a la acumulación de toxinas y el desbalance de las doshas.

¿Cómo fortalecer Agni?

Agni posee las siguientes cualidades: caliente, agudo, ligero, móvil, sútil y luminoso. Cualquier sustancia o actividad que comparta estas cualidades ayudará a fortalecerlo y las de características opuestas, lo debilitarán. Cuando encendemos una fogata, no queremos que se apague. Por eso acomodamos los leños, eventualmente usamos un mechero, un poco de papel o algún material que nos ayude a alimentarlo. Le echamos un poco de aire para avivarlo y evitamos que los niños le echen agua o arena. Del mismo modo, Agni debe ser protegido de los elementos que lo debilitan y favorecido por los que lo sostiene. Aquí algunas ideas de hábitos que podemos considerar para fortalecerlo.

- Hacer una caminata corta antes de comer. Esto te ayudará a darte cuenta si realmente tienes hambre o solo deseos de comer. Si fueran solo antojos o ansiedad por comer, se aliviará con la caminata y si es hambre, ayudarás activar agni, comerás con más gusto y tendrás una mejor digestión.

- Aprender a reconocer el hambre en tu cuerpo. El hambre verdadera se caracteriza por una sensación incómoda en el estómago, ligereza, anticipación agradable por la comida y satisfacción después de haber comido. El hambre falsa aparece con aburrimiento, cansancio, tristeza, desánimo, sensación en la boca o garganta.

- Beber agua tibia de a sorbos pequeños durante el día.

- Comer a horas regulares cada día.

- Comer la cantidad apropiada, llenar el estómago hasta ¾ de su capacidad.

- Dejar un mínimo de 3 horas entre cada comida.

- Si tienes mala digestión, puedes masticar un trozo pequeño de jengibre justo antes de comer y botar la fibra.

- Comer sentado, nunca de pie o caminando.

- Descansa de 5 a 15 minutos después de haber terminado de comer. Puedes permanecer sentado o recostarte sobre tu lado izquierdo.

- Si tiendes a sentir sueño después de comer, puedes hacer una caminata corta de 100 pasos lentos.

- Practica ejercicios diariamente.

- Haz ejercicios de respiración profunda.

- Entra en contacto con la naturaleza cada vez que tengas oportunidad.

Agni
FUEGO DIGESTIVO

- Digerir los alimentos.
- Mantener la fuerza vital.
- Nutrir los tejidos.
- Generar ojas y prana.
- Mantener la mente clara.

Recetas para fortalecer Agni

Jengibre fresco

Antes de tus comidas, corta un pedazo pequeño de jengibre fresco y mastícalo hasta que quede solo la fibra. Puedes botar la fibra.

Té de jengibre rápido

1 cucharadita de jengibre fresco rallado

1 taza de agua caliente

Agrega el jengibre al agua caliente y espera unos 3 minutos. Puedes beberlo entre las comidas a sorbos pequeños.

Encendedor de Agni

1 pedazo de jengibre fresco

1 pedazo de cúrcuma fresca

(ambos del mismo tamaño)

Limón

Sal marina o de roca

Ralla la cúrcuma y el jengibre, añade un chorrito de jugo de limón y una pizca de sal. Consume una cucharadita antes de tus comidas.

Chutney de mango

1 mango maduro picado pequeño

1 cdta de ghee o aceite de sésamo

2 cdtas de jengibre fresco picado

1 cdta de semillas de comino

1/4 cdta cardamomo molido

1 ramita de canela entera

1/2 cdta semillas de culantro

1/2 cdta de semillas de mostaza negra ó 1 pizca de pimienta cayena

Gotas de limón

Pizca de sal

Calentar ligeramente el ghee y añadir las especias molidas o picadas según sea el caso. Cocinar por un minuto y añadir el mango picado pequeño. Si la preparación se seca demasiado, se puede añadir un chorrito de agua caliente. Cocinar por 20 minutos y añadir el jugo de limón.

Masala para arroz ayurvédico

1/4 cdta cardamomo

1/8 cdta de ralladura de nuez

moscada

1 ramita de canela entera

1/2 cdta de semillas de hinojo

1/2 cdta de semillas de culantro

Calentar una cucharada de ghee o aceite de sésamo y añadir las especias. Cocinar por un minuto, añadir el arroz previamente lavado y escurrido, el agua y sal y cocinar como lo haces habitualmente.

Té CCF

Es un remedio tradicional ayurvédico que contiene comino, culantro e hinojo, por eso su nombre (coriander, cumin, fennel). Estas tres especias unidas conforman un té altamente digestivo y equilibrante.

Sus virtudes:

- Fomenta la eliminación de ama (toxinas)
- Desintoxicante suave
- Activa el fuego digestivo sin sobrecalentarlo
- Previene y trata la acidez
- Previene pesadez o indigestión
- Previene y ayuda aliviar los gases
- Previene el estreñimiento
- Mejora la absorción de nutritientes

La receta:

1 cdta de semillas de comino

1 cdta de semillas de culantro

1 cdta de semillas de hinojo

4 tazas de agua

Mezclar y hervir todo. Dejar reposar 5 minutos. Servir y reservar el resto en un termo.

*Toma una taza en ayunas y el resto puedes tomarlo a pequeños sorbos durante el día.

*Es tridosha, pero principalmente beneficioso para Pitta. Para Vata se puede añadir (opcionalmente) una cdta de miel de abeja y Kapha una cdta de miel de cabuya.

Estilo de vida Ayurvédico

Ahora que ya eres un estudioso del Ayurveda, conoces los principios, las doshas, los hábitos de inicio, sabores, cualidades... ¡no necesitas más! Estás listo para dar ese paso adelante y empezar con tu rutina básica. No te sientas obligado y amenazado por las siguientes líneas. Tómalas como sugerencias para crear una rutina equilibrada, pero si alguno de ellos te parece absurdo, irreal o te genera demasiado estrés, déjalo allí, y toma los demás.

Rutina básica para las 3 doshas:

- Levantarse de preferencia con la salida del sol o antes. Evacuar los intestinos y vejiga, lavarse las manos y el rostro con agua fresca.

- Realizar un enjuague bucal con aceite de coco o de ajonjolí por aproximadamente 2 minutos (escupir el aceite en el tacho de basura porque podría tapar las tuberías), inmediatamente después se pasa a realizar la higiene común de la boca, cepillando los dientes y raspando la lengua.

- De ser posible, masajear el cuerpo con aceite para posteriormente tomar un baño.

- Hacer ejercicios de pranayama por 3 minutos o más.

- Realizar ejercicios suaves de yoga y sentarse en meditación.

- Beber un vaso de agua templada antes de desayunar. El desayuno debe tomarse máximo a las 9am.

- Lavarse las manos antes y después de comer.

- Enjuagar la boca y lavarse los dientes después de comer.

- Masticar pausadamente y con la mente enfocada en cosas positivas. Nunca discutir o conversar de temas angustiantes durante las comidas.

- Hacer una caminata suave después de cada comida (10 o 15 minutos).

- Ayunar una o dos veces al mes. Vata puede hacer medio ayuno, ayuno nocturno o monodieta de kitchari por ese día.

- Almorzar entre el medio día y la 1 pm. El almuerzo debe ser la comida más abundante del día. Cenar ligero.

- Consumir diariamente los 6 sabores de forma balanceada según la constitución individual.

- Acostarse a las 10pm como máximo.

¿Cómo encuentro balance según mi constitución?

Si aún no te queda del todo claro cómo equilibrar tu dosha o te gustaría tener algunos ejemplos claros, este capítulo es para tí.

Vata Dosha:

Una tendencia Vata puede hacerte experimentar la sensación de impaciencia o intolerancia frente a la longitud o espera. El pensamiento siempre activo y el habla rápida. Suelen ser personas divertidas, graciosas, bromistas o lo que se conoce como "el alma de la fiesta". Se mueven mucho, cambian de posición constantemente, se rascan o tocan el rostro o adoptan posiciones curiosas para leer, trabajar o leer. Es muy usual encontrar un Vata trabajando sentado como un ave en su silla, con los pies sobre el asiento y la cola elevada. Tampoco te sorprendería verlos sentados en el suelo en lugar del sofá o durmiendo en posiciones que parecen dolorosas.

Las personas de dosha predominante Vata se aburren rápido, son multitareas y tienen una capacidad creativa increíble. Artistas innatos, creadores de contenido, usan los lápices como moños para el pelo y los cuchillos como destornilladores. Se caen de la cama, se tropiezan y lo encuentran gracioso aunque les haya dolido. Cocinan, hablan por teléfono, ordenan, bailan y limpian al mismo tiempo. Tienen 300 ventanas abiertas en su computadora y son capaces de saltar de una a otra, aunque a veces olviden lo que estaban haciendo hace cinco segundos atrás. Cuando está desequilibrado Vata se preocupa mucho, se pone nervioso, ansioso y teme al insomnio.

Entonces, ¿qué hacer para equilibrar Vata?

- Regularidad en los hábitos. Procura acostarte y levantarte a la misma hora, comer en horarios y cantidades estables, tener una rutina para el trabajo o estudios, así como momentos establecidos para la actividad física y el descanso. No es necesario exagerar con la exactitud o sobrecargarse de estrés porque un día u otro nos salimos de la rutina. Salirse de la rutina es parte del equilibrio.

- Si bien Vata puede buscar estar siempre ocupado en actividades o hacer varias tareas al mismo tiempo, esto lo altera. Procura el enfoque en una cosa a la vez e intenta mantener la mente en el momento presente.

- Serenidad. Vata se inquieta con facilidad, así que te favorecen los ejercicios de relajación, masaje con aceites, terapia de sonido, contacto con la naturaleza y la tierra, yoga, meditación y toda actividad que te traiga paz y tranquilidad.

- Descanso. Vata puede parecer incansable, pero puede llegar a enfermarse por agotamiento y tener la tendencia a dormir poco o a tener insomnio. Establecer una buena rutina para la hora de dormir, te ayudará a dormir mejor y más profundamente. Apagar las pantallas una hora antes, bajar las luces, leer, practicar automasaje a los pies, practicar respiración abdominal o savasana al momento de acostarse. Igualmente, conviene tomar descansos breves entre las actividades del día y descansos activos como estiramientos, meditación o recostarse.

- Calor. Vata tiene la tendencia a ser frío. Este desequilibrio puede producir dolor articular, cólicos menstruales, nerviosismo, insomnio, etc. Por esto, sobre todo en temporada de invierno, es importante mantener el cuerpo abrigado, en especial la espalda baja y los pies. Igualmente, consumir tisanas con especias calientes como el jengibre, canela, clavo; y dar preferencia a alimentos cocidos y untuosos.

- Regularidad en la alimentación. Si bien muchas veces Vata puede saltarse comidas sin sentir hambre o malestar, es conveniente procurar la regularidad en los horarios, esto ayudará a mantener el balance y evitar debilitar Agni.

- Masaje con aceite de sésamo. También conocido como aceite de ajonjolí, es ideal para Vata, para masajes terapéuticos o para el automasaje diario.

Pitta Dosha:

Cuando Pitta predomina en una persona, generalmente podemos notar cualidades de liderazgo, eficiencia y dedicación. Pitta disfruta cumpliendo metas y logrando retos. Odia perder en los juegos, detesta que pierda su equipo favorito y disfruta haciendo planes, tableros de sueños, comprarse agendas y planificadores. Es inteligente y directo al expresarse. Puede tender a frustrarse si las cosas no salen como espera, reaccionar con ira o explotar frente a una discusión o a una situación que le genera estrés. Cuando Pitta no se siente productivo, su mente le tortura y puede sentirse culpable, irritable y perdido. Es importante que se sienta productivo, pero con propósito, enfoque y dirección para darle un buen uso a su energía. Jamás se saltan una comida, pues si se pasa la hora aflora su ira y su gastritis.

Balance para equilibrar Pitta:

-   Moderación. Pitta tiene la tendencia a los excesos, como por ejemplo trabajar demasiado, desde muy temprano y hasta muy tarde. Para mantener el equilibrio, debe colocar espacios de ocio y descanso físico, mental y emocional. Dedicar tiempo a los deportes, a la familia, a los pasatiempos.

-   Frescura. Pitta es primordialmente fuego, por lo que conviene añadir alimentos frescos como frutas y vegetales a su dieta, actividades ligeras y al aire libre como caminatas, yoga suave y fluído, natación. Además de incluir actividades refrescantes, nuevas o creativas.

-   Reír. Pitta puede empezar a tomarse todo demasiado en serio. Esto puede generar continuas discusiones en su entorno, malentendidos, distancia de los demás, estrés, cansancio mental y mal humor. Jugar, bromear, ver películas u obras divertidas, leer libros de comedia y participar en actividades de ocio junto a familia o amigos ayudará a que te sientas más relajado, calmado y en equilibrio.

- Atención al ocio. No todo es trabajo, no todo es productividad. Esa es una frase que Pitta debe repetir para no caer en la creencia de que todo debe generar ingresos económicos o tener un motivo o meta. Actividades de ocio y calma benefician mucho a Pitta, como pasar tiempo con amistades, armar rompecabezas, cocinar algo y compartirlo, leer, caminar sin rumbo.

- Exposición a la belleza natural. Contemplar un atardecer, las olas del mar, los árboles moverse con el viento, la lluvia, el amanecer, las aves, las flores es una forma efectiva de mantener a Pitta en conexión consigo mismo y su entorno. Bajará las revoluciones de tu mente, liberará tensión de tu cuerpo y te ayudará a calmarte con más facilidad.

- Menos estimulantes. Alcohol, cafeína, juegos de video, redes sociales y otros estimulantes deben ser moderados con mucho cuidado por Pitta, ya que puede tener tendencia a convertirlos en vicios.

- Libre de intoxicantes. Pitta puede tender a los excesos, como comer demasiado o ejercitarse en exceso y caer en vicios como el alcohol, las drogas o el sexo. Moderarse en los placeres y mantenerte alejado de los intoxicantes es clave para mantener tu Pitta en equilibrio.

Kapha Dosha:

La tendencia Kapha se inclina hacia el lado opuesto a Vata. Suele ser paciente, calmado y equilibrado. Se relaja con facilidad y tiene una forma de moverse, una voz y una actitud pacífica y tranquilizante. Perdona con facilidad, es estable emocionalmente y es afectuoso.

Puede tener tendencia a sentir flojera en especial en las mañanas, hacer poca actividad física, dormir demasiado y comer en exceso. La velocidad lo estresa y no le gustan los cambios.

Balance para equilibrar Kapha:

- Estimulación. Kapha necesita motivación y novedad. Si bien es ideal para todas las doshas mantener un horario regular para comer y dormir, Kapha necesita cambio y originalidad para mantenerse en equilibrio. Conocer nuevas personas, nuevos lugares, nuevas comidas. Intentar cosas nuevas y dar oportunidad a experiencias donde pueda explorar la creatividad.

- Ejercicio regular. Una rutina activa de yoga, trotar o caminata rápida, montar bicicleta, bailar. De preferencia a diario o al menos 3 veces por semana, mantendrá la energía Kapha activa evitando que se estanque provocando pesadez, sobrepeso e intoxicación.

- Control de peso. La tendencia al sobrepeso puede agravarse por la falta de actividad física, comer en exceso, horarios inadecuados o excederse en el consumo de dulces y harinas. El secreto no es la privación sino la moderación. Comer porciones pequeñas de estos alimentos y consumirlos durante el día y nunca durante la noche. Una cena ligera en la medida de lo posible y mantenerse activo y en movimiento.

- Diversificación de actividades. Kapha puede caer en la rutina y repetir una y otra vez lo mismo, día tras día, sintiendo una especie de confort que sin darse cuenta se transforma en tristeza, soledad y hasta depresión. Conectar con tus deseos y reconocer que aunque puedan generar incomodidad al inicio, luego que emprendes una nueva actividad o negocio que te ilusiona, te empiezas a sentir más motivado, con energía y feliz.

- Compañía. Kapha puede tener la tendencia a aislarse o pasar demasiado tiempo solo. Está bien tener tiempo a solas si lo disfrutas; pero, hacer lo posible por mantener contacto con amistades y familia.

¿Qué es el Kitchari?

Hay muchas maneras de escribir su nombre y todas son correctas: kichdi, khichdee, kitcheri. Esta preparación es el plato estrella del Ayurveda por sus propiedades desintoxicantes y su capacidad para equilibrar las tres doshas. Se prepara en base a frijol mung, arroz y especias.

Principales beneficios del kitchari:

- Es fácil de digerir. El frijol mung es ligero y fácil de digerir y en combinación con la forma de preparación y especias utilizadas, resulta muy fácil de digerir hasta por personas con problemas digestivos.

- Limpia el cuerpo y remueve toxinas. El frijol mung tiene un sabor astringente y una cualidad astringente. Esto ayuda a remover del organismo las toxinas acumuladas en especial en el colon. El kitachari es muy utilizado en Ayurveda para procesos desintoxicantes y para estimular la digestión y eliminación.

- Altamente nutritivo. El frijol mung junto con el arroz forman una proteína completa, mientras que las especias favorecen la absorción de nutrientes. Además, ayuda a mantener estable el azúcar en sangre.

- Aporta energía. Es una comida completa que te permite mantenerte satisfecho, activo y con energía.

- Equilibra las doshas: Según el Ayurveda, el kitchari es considerado una comida tridosha. Quiere decir que posee cualidades que ayudan a mantener el equilibrio de Vata, Pitta y Kapha.

- Activa agni. Un fuego digestivo fuerte es la base para la buena salud. Esta preparación ayuda a activar agni y mantenerlo en equilibrio.

- Mejora la inmunidad. El kitchari es rico en antioxidantes, vitaminas y minerales, lo que ayuda a mejorar las defensas y protegernos de enfermedades e infecciones.

- Promueve la claridad mental. Al ser un platillo nutritivo, que aterriza, sustenta y calma, sus efectos también se verán reflejado en una mente activa y relajada.

Desintoxicación

Las toxinas, también llamadas Am o Ama, se acumulan en el cuerpo debido a varios factores. Por ejemplo; la mala digestión, comer en exceso, contaminación, exposición o consumo de químicos dañinos, estilo de vida, estrés. La presencia de am impide la buena absorción de nutrientes y a la vez, dificulta la eliminación de los desechos de forma adecuada.

Algunas de las razones por las que Am se acumula:

- Comer en exceso.

- Picar en todo momento, comer sin haber dado tiempo a que se haga la digestión de la comida anterior.

- Saltarse el almuerzo todo el tiempo y comer en exceso por la noche.

- Tomas bebidas heladas con la comida.

- Comer por ansiedad, discutir mientras comes o hablar de cosas desagradables o que te angustian mientras comes.

- No hacer ejercicio.

- Comer de pie, caminando o distraído en otra actividad, como el celular, la computadora o la televisión.

- Tener altos niveles de estrés y dejarlo acumularse sin incluir técnicas de relajación, yoga, meditación, terapias tradicionales o alternativas, etc.

Am es el inicio de la enfermedad y el desequilibrio. Mientras más se acumule en tu cuerpo, mayor probabilidad de enfermarte. Lo positivo es que hay muchas maneras de eliminar estas toxinas de tu cuerpo para mantenerse saludable y en balance.

Algunas de ellas son:

- Consumir agua filtrada. Los filtros de carbón y piedra proporcionan agua de buena calidad que te ayudará a evitar la acumulación de tóxicos.

- Evitar el mercurio. Está presente en muchos pescados. Puedes optar por los pescados con menor cantidad de mercurio como las anchoas, sardinas, pez espada, atún rojo, etc. de preferencia que no sea enlatado. El mercurio aún se usa en algunos tratamientos dentales, pero existen alternativas no-tóxicas, consulta con tu odontólogo las opciones disponibles.

- Evitar las harinas y azúcares procesados y reemplazarlos por alternativas integrales y naturales.

- Evitar alimentos con colorantes artificiales y preservantes.

- Disminuir el consumo de comida rápida, frituras, carne roja, sobras recalentadas, bollería y comidas pesadas. Si te gustan mucho, puedes consumirlas de vez en cuando para darte el gusto, pero no hacerlo a diario. En lugar de eso, dar preferencia a comidas preparadas del día y que son fáciles de digerir.

- No tomar bebidas heladas con la comida. Optar por agua a temperatura ambiente o tisanas digestivas consumidas en sorbos pequeños y en poca cantidad. Se puede beber mayor cantidad de líquidos dos horas después de las comidas para evitar que interfieran con el proceso digestivo.

- Cenar ligero y hacer tu comida más grande a la hora de almuerzo.

- Seguir horarios para las comidas. Desayunar antes de las 9am, almorzar entre las 12 y las 2pm y cenar antes de las 7pm. Son los horarios ideales, pero puedes modificarlos para adecuarlos a tus necesidades específicas.

- Hacer caminatas al aire libre, practicar yoga, tai chi o qi gong o cualquier otra actividad física que ayude a liberar estrés del cuerpo y la mente.

- Practicar meditación y pranayama.

- Beber agua caliente a sorbo pequeños durante el día.

Algunos signos físicos de que hay Am acumulado:

- Lengua cubierta de saburra (capa blanca).
- Mal aliento.
- Mal olor corporal o en los malas (desechos - heces, orina, sudor).
- Cansancio o falta de energía.
- Sobrepeso.
- Gases y dolor abdominal.
- Estreñimiento.
- Erupciones.

La acumulación de Am en el cuerpo es el origen de la mayoría de las enfermedades, y por ello el Ayurveda recomienda desintoxicarse regularmente para eliminar esas toxinas. Una desintoxicación completa puede tomar algunas semanas, incluir dietas, toma de hierbas o medicinas ayurvédicas, terapias y tratamientos; sin embargo, un detox de 3 días da excelentes resultados, energizando el cuerpo y despertando su capacidad de autocuración, para recuperar su equilibrio natural.

Detox en casa

Plan Detox Ayurvédico para 3 días.

Es ideal para hacerlo durante un fin de semana, debido a que se logran mejores

resultados cuando estamos libres de otras actividades y podemos tomarnos un

tiempo adicional para meditar, descansar o practicar pranayama.

Si te estás preguntando en qué momento del año sería bueno hacerlo, pues viene bien en cualquier momento, pero en especial en cada cambio de estación.

Contraindicaciones:

No debes hacer este detox si estás embarazada, dando de lactar, si acabas de

pasar por una cirugía o si padeces de alguna dolencia seria.

¿Sólo se hacen dietas detox en los cambios de estación?

No, también se pueden realizar una vez al mes, como una rutina para mantener limpio tu sistema digestivo y de eliminación. Para limpiar el hígado y la sangre y eliminar toxinas acumuladas.

Beneficios de un detox de 3 días:

- Fortalece la digestión.
- Regula el metabolismo.

- Desinflama el abdomen.
- Ayuda a mantener un peso saludable (si se realiza una vez al mes).
- Ayuda a preparar el cuerpo para una dieta de adelgazamiento.
- Limpia los intestinos.
- Revitaliza y energiza el cuerpo y la mente.

¿Cómo desintoxicarse?

<u>Plan de 3 días</u>

1. Escoge 3 días en los que puedas tomarte un tiempo extra para descansar y preparar tus comidas. Si es posible, puedes hacerlo durante el fin de semana.

2. Sigue el plan alimenticio. Tomaremos como base una dieta en base a frutas y vegetales frescos, especias y tisanas desintoxicantes. Lo veremos a detalle luego.

3. Debes almorzar entre las 12 y las 2pm. El almuerzo será la comida más abundante del día.

4. No consumas los alimentos de la lista "No consumir". También lo veremos a detalle luego.

5. Bebe el té desintoxicarte varias veces a lo largo del día, de a pequeños sorbos. Puedes llevarlo en un termo a donde vayas.

6. Consume 1 cucharadita de ghee al día. El ghee aportará nutrientes de alta calidad, te dará energía y te ayudará a eliminar toxinas y lubricar tu sistema digestivo.

7. Suda ligeramente. Cada día deberás hacer tu rutina habitual de yoga o ejercicios. Si no la tienes, puedes montar bicicleta, trotar o caminar a paso rápido de 20 a 30 minutos, hasta que sientas que empiezas a sudar ligeramente.

8. Desconéctate de la tecnología y el trabajo. Tal vez no te sea posible desconectarte del todo, pero debes aprovechar para desintoxicar tu mente y tus sentidos. Tómate el tiempo de observar a tu alrededor, da un paseo al aire libre, toma alguna clase nueva, lee un libro, recibe un masaje, medita, haz yoga o pranayama. Verás cómo estas actividades te revitalizarán aún más.

9. Este paso es opcional. Si deseas hacer este detox más profundo, puedes cortar: alcohol, cigarro, carnes, enlatados, embutidos, arroz blanco, azúcar blanca y café, 3 días antes de empezar la dieta. Durante esos 3 días antes podrás alimentarte libremente de una variedad de frutas, vegetales y cereales. Puedes consumir pan integral miel o panela como endulzantes. En este caso el detox durará 6 días.

Alimentación durante el detox:

NO CONSUMIR: (durante los 3 días del detox):
- Carnes de cualquier tipo (carne roja, pollo, pescado, mariscos, embutidos, etc.)
- Huevos.
- Lácteos (sólo se puede consumir ghee).
- Azúcar blanca o rubia.
- Harina blanca.
- Enlatados.
- Sobras del día anterior.
- Frituras.
- Alcohol.
- Café.
- Chocolate.

SÍ PUEDES CONSUMIR:
- Kitchari.
- Sopa de frijol mung o vegetales.
- Vegetales al vapor o salteados en ghee (zanahoria, espárragos, zapallo italiano, espárragos y alcachofa).
- Hojas verdes cocidas (espinaca, acelga, berza y kale).
- Arroz integral y quinua.
- Especias (jengibre, comino, semillas de culantro, hinojo).
- Semillas de girasol y ajonjolí.
- Manzana, pera e higos (cocinados).
- Arándanos.
- Sal marina.

Día 1:

Desayuno:
Quinua con manzana.

Almuerzo:
Kitchari.

Cena:
Kitchari.

Día 2:

Desayuno:
Vegetales al vapor salteados en ghee.

Almuerzo:
Sopa detox.

Cena:
Sopa detox.

Día 3:

Desayuno:
3 manzanas al horno con canela.

Almuerzo:
Kitchari.

Cena:
Kitchari.

Considerar:

- Tomar 1 lt de té desintoxicante a lo largo del día.

- Debes dejar pasar aproximadamente 3 horas entre cada comida.

- Si sientes mucha hambre, puedes comer uno de los siguientes snacks:
  A media mañana: higos frescos, 1 manzana, 1 pera, arándanos.
  A media tarde: semillas de girasol, vegetales salteados o al vapor, compota de
  manzana.

- No debes pasar hambre. Si sientes hambre puedes comer un poco más de kitchari o sopa en el almuerzo.

- Cantidades: el desayuno debe ser un plato mediano, que te deje satisfecho, pero no demasiado lleno. El almuerzo debe ser la comida más abundante del día, sin exagerar demasiado. La cena debe ser pequeña y debes comerla entre 6pm y 7pm.

- No tomes agua fría con ninguna de las comidas. Puedes tomar agua fresca 1 hora antes o 2 horas después de cada comida. Si tienes sed antes, o mientras comes, puedes tomar el té detox o agua tibia o caliente.

Rutina sugerida:

Al levantarse:
- Limpia tu lengua utilizando un raspa lenguas.
- Lava tus dientes.
- Hazte un enjuague bucal con aceite de coco o ajonjolí.
- Practica pranayama (mínimo 10-15 minutos)
- Toma un vaso de agua tibia con limón.

Mañana:
- Haz yoga o alguna actividad física.
- Toma desayuno (antes de las 9:30am).
- Empieza a tomar el té desintoxicante (y sigue tomándolo durante todo el día).

Tarde:
- Almuerza (entre las 12:30 y las 2pm).
- Camina por unos minutos.
- Si tienes cosas que hacer, como trabajo, estudios o reuniones sociales, hazlo normalmente, pero evita situaciones estresantes. Procura no comer entre comidas, pero si tienes hambre come alguno de los snacks permitidos.

Noche:

- Cena (antes de las 6pm).
- Medita, escribe o lee antes de dormir. Procura no ver televisión.
- Acuéstate a las 10 pm o antes.

Recetas para el detox de 3 días:

Té detox

4 tazas de agua

1 cdta de comino

1 cdta de semillas de culantro

1 cdta de hinojo

Coloca el agua en una olla, agrega el comino, el culantro y el hinojo. Déjalo hervir por 3 minutos y luego cuélalo. Guarda el té en un termo y tómalo poco a poco durante el día.

Quinua con manzana

1/4 taza de quinua (puede ser blanca o tricolor)

1 manzana

1 ramita de canela

1 trozo pequeño de jengibre

1 clavo de olor

Lava bien la quinua (enjuágala 5 a 7 veces).

Lava, pela y ralla la manzana y ponla a hervir junto con la quinua y las especias en 1 taza de agua. Cuando rompa el hervor, baja el fuego y deja cocinar por 12 minutos aproximadamente.

Kitchari básico

1 taza de arroz integral

¾ taza de frijol mung entero (previamente remojado por 5 horas)

4 tazas de agua filtrada

½ zucchini cortado en cuadraditos (sin las semillas)

1 cda de ghee

2 cdtas de jengibre fresco rallado

½ cdta de semillas de comino

1 cdta de cúrcuma en polvo

1 cdta de semillas de culantro o coriandro en polvo (opcional)

1 trozo pequeño de canela

2 clavos de olor

hojas de perejil

sal al gusto

Hierve el agua en una olla y agrega el frijol mung, luego de 10 minutos añade el arroz junto con el clavo de olor, la canela y la sal.

Cuando el frijol y el arroz estén bien cocidos, agrega el zucchini, deja cocinar la preparación durante 3 minutos más y apaga el fuego.

Prepara la masala: Calienta el ghee o aceite en una olla o sartén, agrega el comino, la cúrcuma y el culantro y deja que se doren. Agrega el jengibre hasta que dore. Agrega la masala a la preparación anterior y decora con perejil picado.

Sopa detox

1 zucchini

1 zanahoria

2 corazones de alcachofa

1 puñado de frijol mung previamente remojado

Hojas de espinaca

Jengibre fresco

Lava y pica todos los ingredientes. Hierve 3 tazas de agua y agrega todos los ingredientes, menos la espinaca. Deja cocinar por 25 minutos. Apaga el fuego y agrega las hojas de espinaca.

Vegetales salteados:

Un atado de hojas verdes (puede ser kale, espinaca o verza)

8 espárragos

1 papa amarilla

Ghee

Sal marina

Cúrcuma

Jengibre

Semillas de girasol

Pela la papa. Lava las hojas verdes y los espárragos. Calienta 1/4 de cdta de ghee y añade la cúrcuma y el jengibre. Agrega la papa, luego los espárragos hasta que estén cocidos. Baja el fuego y coloca las hojas verdes y sal al gusto. Cocina por 2 minutos. Sirve y añade las semillas de girasol.

El ayuno en el Ayurveda

Para el Ayurveda, el ayuno es una forma de dar descanso a tu sistema digestivo y rejuvenecer mente y cuerpo. Cuando damos descanso al sistema digestivo, le damos la oportunidad de recuperarse y limpiarse.

El ayuno reduce la inflamación, mejora la digestión, rejuvenece y energiza el cuerpo, equilibra la mente, equilibra el metabolismo y ayuda a la regeneración de tejidos. La práctica de ayuno en Ayurveda se conoce como langhana.

Ayuno para Vata

Ayunar aumenta las cualidades ligeras, secas y frías de Vata, por lo que no se recomienda el ayuno total, en el que sólo bebes agua o líquidos. Tampoco es recomendable un ayuno prolongado sino optar por el ayuno de 12 a 24 horas, o en caso de ser necesario uno de 2 ó 3 días como máximo. Se puede ayunar una vez al mes o en cada cambio de estación, para evitar alterar el sistema nervioso y debilitar agni. En lugar de un ayuno de agua o jugos, es mejor optar por una monodieta de kitchari o de sopa preparada con variedad de verduras que equilibren su dosha.

Ayuno para Pitta

Pitta puede ayunar cada quince días, ya que su fuego digestivo es más fuerte y el ayuno es una excelente herramienta para calmar y dar descanso a su mente exigente. El ayuno para Pitta debe incluir el descanso físico, la meditación y de ser posible el contacto con la naturaleza.

Pitta tampoco debe ayunar sólo con agua, puede hacer una monodieta con sabores amargos y astringentes como las hojas verdes, uvas o jugo de granada. La duración del ayuno puede ser de 1 ó 2 días y quizá un ayuno de 3 días en cada cambio de estación. En caso de tener desbalances Pitta en los que el ayuno te vuelve irritable o te produce gastritis, puedes ayunar con kitchari y tisanas de hinojo.

Ayuno para Kapha

Kapha puede ayunar una vez por semana, ya que tiende a acumular toxinas con mayor facilidad y a tener una digestión lenta y pesada. Kapha puede hacer ayuno sólo con agua caliente u otros líquidos como agua con limón y poca cantidad de miel o jugos de manzana.

¿Cómo romper el ayuno?

En caso de ayunos de agua o jugos, se puede romper el ayuno con una pequeña cantidad de fruta fresca o caldo de frijol mung con sal. En caso del ayuno de kitchari, se puede romper el ayuno con una preparación cremosa y caliente, como avena, quinua o un cereal que equilibre tu dosha. En todos los casos, las 3 comidas del día siguiente del ayuno deben ser ligeras y fáciles de digerir.

¿Quiénes no deben ayunar?

No se recomienda el ayuno en niños, ancianos, embarazadas, madres que están dando de lactar, durante la menstruación, personas con bajo peso, en casos de desnutrición o enfermedades crónicas. Si tomas algún medicamento o tienes alguna enfermedad, es importante consultar al médico tratante antes de empezar un ayuno.

Control del peso

De acuerdo con Ayurveda, dosha Kapha es una de las principales razones por las que ganamos peso. Además, el exceso de Kapha produce hinchazón, fatiga, apego, flojera, depresión, ansiedad, problemas digestivos, labios agrietados y caída del cabello.

Cuando hay obesidad, decimos que hay acumulación de medha dhatu (grasa), lo que produce la obstrucción y desbalance de los tejidos. Este desbalance impide la buena movilización del cuerpo, incluyendo el movimiento de los órganos internos para poder hacer una digestión adecuada y eliminar toxinas.

Para asegurar una pérdida saludable de peso, debemos establecer una nueva relación con nuestro cuerpo, a través de un estilo de vida balanceado que busca la salud como meta principal y no sólo modificar el aspecto.

Algunas claves para encontrar nuestro peso natural:

- Balance. No te excedas siempre. Podemos darnos gustos de vez en cuando, pero el secreto para no seguir aumentando de peso o recuperando el peso perdido está en optar por una alimentación que esté enfocada en nutrirte y equilibrar tu salud.

- Dejar de culparnos cuando nos damos esos "gustitos". Quizá ese antojo que nos permitimos no alimenta mucho el cuerpo, pero sí proporciona momentos de alegría y disfrute que también necesitamos. Darnos la oportunidad de comer lo que nos gusta es parte del equilibrio y de construir una buena relación con nuestro cuerpo y la alimentación. Ni los maestros ayurvédicos comen de forma perfecta. Eso no existe.

- Actividad física. Ejercitarte al menos 3 veces a la semana es importante para mantener un peso corporal adecuado, una buena digestión y la salud general de tu cuerpo y mente. Puedes empezar con 10 o 15 minutos e ir aumentando el tiempo de forma progresiva.

- Educación en alimentación saludable. Aprende a identificar los alimentos que te benefician según tu dosha y además te agradan y aumenta su consumo. Varía lo que comes diariamente para lograr un buen equilibrio en tu flora intestinal y en tu ingesta de nutrientes.

- Horarios para comer. No te saltes comidas, en especial el desayuno y el almuerzo. Recuerda que es recomendable tomar el desayuno antes de las 9 am, el almuerzo antes de las 2 pm y la cena antes de las 6 pm.

- Beber agua caliente o tisanas con especias durante el día. En la medicina Ayurvédica, el agua caliente es considerado uno de los remedios más sencillos y poderosos para desintoxicarse. Lo importante es consumirla varias veces al día a pequeños sorbos.

- No comas tantos snacks. Para que tu cuerpo utilice sus reservas de grasa, mantenga una buena digestión y no acumule toxinas, debes dejar que se haga la digestión completa de cada comida, antes de volver a comer.

- Tu comida principal debe ser el almuerzo: en la cultura Védica, una buena digestión es la base para la buena salud.

- Practicar meditación: Estudios han comprobado que las hormonas relacionadas con el estrés disminuyen la capacidad de perder peso, sobre todo en el área abdominal. Practicar meditación es uno de los métodos más rápidos, fáciles y eficaces para deshacerse del estrés mental y emocional.

- Reconocer los efectos nocivos de la cultura "superficial" moderna: en Ayurveda reconocemos que cada uno posee un biotipo o constitución personal, quiere decir que algunos tenemos naturalmente una contextura más gruesa y otros más delgada. No todos tenemos la obligación de tener medidas corporales reguladas al patrón de belleza actual. La importancia radica en tu sensación de bienestar, tu movilidad, la salud de tus articulaciones y espalda y tu energía.

- Desintoxicarnos periódicamente: realizar dietas de desintoxicación nos beneficiará altamente. Dará descanso a nuestro sistema digestivo y potenciará la eliminación de toxinas. Para perder grasa acumulada recurrimos a hierbas y especias: en Ayurveda nos apoyamos en medicina natural y especias que podemos añadir diariamente a las comidas que nos ayudarán a satisfacer la necesidad de los 6 sabores, a activar el metabolismo, desintoxicarnos y a balancear los niveles de azúcar.

- Duerme antes de las 10:00pm y levántate máximo a las 6:00 am: en la modernidad vivimos muy desconectados de la naturaleza. Para entrar en balance, debemos seguir los ritmos de la naturaleza. Al bajar el sol entramos en proceso de descanso y al salir el sol, nos activamos. Dormir mucho o poco contribuye al aumento de peso y al desequilibrio de tus energías.

Recetas para control del peso:

Té para Kapha

4 tazas de agua

1 cdta semillas de cardamomo

1 pizca de pimienta negra

1 dedito de kión

3 clavos de olor

cdta de miel cruda (opcional)

Coloca el agua en una olla, agrega todos los ingredientes, menos la miel. Déjalo hervir por 3 minutos, déjalo reposar por 3 min más y luego cuélalo. Agrégale la miel. Guarda el té en un termo y tómalo poco a poco durante el día.

Té activador de Agni

4 tazas de agua

1 cdta de cúrcuma

1 cdta de pimienta negra en grano

1 cdta de kión en polvo

3 cdtas de hinojo

2 cdtas de semillas de culantro

Coloca el agua en una olla, agrega todos los ingredientes. Déjalo hervir por 3 minutos, déjalo reposar por 3 min más y luego cuélalo. Guarda el té en un termo y tómalo poco a poco durante el día.

Remedios ayurvédicos para perder peso:

Triphala:

Es una fórmula compuesta a base de amalaki, haritaki y bibhitaki.

- Regula el funcionamiento de los intestinos de forma segura.
- Limpia y protege los órganos.
- Evita acumulación de ama o toxinas.
- Antioxidante.
- Antimicrobial.
- Ayuda a la eliminación de grasas.
- Es tridosha.
- Ayuda a disminuir el colesterol.

Amalaki:

Fruto con grandes beneficios para la salud.

- Ayuda a tratar enfermedades inflamatorias.
- Regula el azúcar en sangre.
- Tónico para el corazón.
- Trata la anemia.
- Limpia los intestinos.
- Desinflama el colon.

Neem:

Potente planta medicinal.

- Refuerza el sistema inmunológico.
- Limpia los órganos internos.
- Asiste en la desintoxicación del cuerpo.
- Ayuda a aliviar procesos inflamatorios.
- Al consumirlo en una dieta equilibrada y junto a limón y miel cruda, genera una efectiva pérdida de peso.
- Antibacterial.
- Trata el acné y problemas de piel.
- Fortalece el hígado y los riñones.
- Elimina parásitos.
- Purifica la sangre.

Ashwagandha:

¡Una de las estrellas del Ayurveda! Ayuda a tratar problemas emocionales, psicológicos, metabólicos y fisiológicos.

- Es un remedio adaptógeno (capacidad que brinda una sustancia para ayudarnos a afrontar a una situación adversa o cambiante).
- Disminuye el exceso de cortisol (hormona del estrés)

- Trata el insomnio.
- Revitaliza.
- Trata la anemia.
- Estimula el sistema inmunológico.
- Ayuda a regular los niveles de azúcar en sangre.
- Ayuda a suprimir la necesidad de consumir azúcar.
- Reduce el estrés.
- Potente efecto ansiolítico (antidepresivo natural).
- Mejora la memoria.

Fenogreco:

Especia medicinal, se puede añadir en polvo al arroz o comidas en general.

- Ayuda a reducir el colesterol.
- Asiste en el control de la diabetes.
- Actúa como anabólico natural.
- Aporta energía.
- Mejora la digestión.
- Regula el sistema hormonal.
- Protege el páncreas, hígado y estómago.

Canela:

Corteza con grandes beneficios para la salud.

- Promueve la digestión y correcta asimilación de nutrientes.
- Es un relajante natural.
- Eleva el estado de ánimo.
- Es diurética,
- Disminuye la hinchazón abdominal.
- Apoya al equilibrio hormonal.

- Mejora los niveles de glucosa en la sangre.
- Ayuda a reducir el porcentaje de grasa en el cuerpo.

Alpiste:

Semilla con altas propiedades nutritivas y digestivas.

- Acelera el metabolismo.
- Ayuda a eliminar los depósitos de grasa.
- Controla la glucosa.
- Ayudan a regular la presión.
- Reduce la inflamación.

Subir de peso

El bajo peso puede deberse a malnutrición, enfermedades de origen físico, ansiedad, estrés crónico, problemas metabólicos, genética, etc. Permanecer en bajo peso por mucho tiempo puede causar pérdida ósea, problemas de fertilidad, anemia, debilidad, osteoporosis, debilidad, cansancio, dolor muscular, degeneración de la piel y cabello y falta de energía.

Las personas con dosha Vata elevado pueden tener tendencia a absorber los nutrientes con dificultad y perder peso con mucha facilidad y rapidez.

Para lograr subir de peso de forma equilibrada y saludable, puedes seguir estas recomendaciones:

- Recibir un masaje abhyanga. Se practica con aplicación de aceite en todo el cuerpo. También puedes practicar el automasaje al cuerpo entero al menos 3 veces por semana y el automasaje a los pies diariamente antes de dormir.

- Seguir un horario en las comidas. Crear una rutina predecible para tus 3 comidas diarias asegura que el cuerpo esté bien alimentado y promueve el equilibrio de nuestro sistema digestivo.

- Comer sentado y en calma. Mastica tranquilo y percibir los sabores.

- Aumentar el volumen de tus comidas, sin añadir demasiado azúcar o grasas.

- Da preferencia a alimentos tibios, suaves, oleosos, cremosos, sustanciosos y estabilizantes. Como camote, dátiles, bananas maduras, quinua, leche, frijol mung.

- Consume ghee o aceite de ajonjolí con tus comidas.

- Favorece los sabores dulces, ácidos y salados.

- Acuéstate antes de las 10pm.

- Hidrátate durante el día, para ayudar a tu metabolismo a funcionar de forma adecuada.

- Procura aprender técnicas de manejo de estrés y ansiedad.

- Haz caminatas lentas al aire libre para abrir tu apetito y mejorar tu digestión.

- Come bananas, mango y frutos secos previamente remojados.

Recetas para subir de peso:

Pasas e higos

6 higos

1 puñado de pasas

Remoja ambos frutos secos en agua caliente durante toda la noche. Al día siguiente escúrrelos bien y consúmelos en dos momentos del día.

Lassi de mango

1/2 mango grande o 1 pequeño

3/4 taza de agua

1/4 taza de yogurt natural

2 vainas de cardamomo

Endulzante natural al gusto

Consúmelo en especial en estaciones cálidas y con moderación. Excelente para elevar el sistema inmune, protegerte del daño del estrés y las toxinas, elevar tu energía y el humor.

Remedios ayurvédicos para subir de peso:

Chyavanprash

Potente remedio herbal en forma de mermelada.

- Eleva las defensas.
- Mejora la digestión.

- Mejora la función cardíaca.
- Aporta energía y vitalidad.
- Equilibra el metabolismo y mejora la absorción de nutrientes.
- Potencia el líbido y la fertilidad.
- Nutre los tejidos y retarda el proceso de envejecimiento.
- Aumenta el apetito,
- Ayuda en casos de osteoporosis y debilidad ósea.
- Purifica la sangre.
- Previene infecciones urinarias.
- Reduce el estreñimiento.

*Consumo con moderación en caso de diabetes.

Raíz de regaliz:
- Ayuda a recuperar peso.
- Mejora la inmunidad.
- Repara el sistema digestivo.
- Mejora la absorción de nutrientes.
- Ayuda en el control de las enfermedades respiratorias.
- Potente antiinflamatorio y antiespasmódico.
- Protege el hígado.
- Es antidepresivo.
- Apoyo ideal para la menopausia o en casos de cansancio crónico.

*Evitar su consumo en casos de presión arterial alta, diabetes, problemas cardíacos o embarazo.

Elevar las defensas

Enfermarse es parte natural de la vida, pero cuando sucede muy seguido o tardamos mucho en recuperarnos puede llegar a ser muy incómodo.

La razón por la que el sistema inmunológico se debilita puede tener diferentes orígenes ya que cada ser es individual y único, sin embargo, hay algunas recomendaciones sencillas que todos podemos seguir para fortalecer las defensas.

Nuestro cuerpo es sabio y posee la habilidad de auto sanación si le ofrecemos el apoyo que necesita. Según el Ayurveda, un sistema inmune fuerte es producto de un agni fuerte. Es decir, una buena digestión y asimilación de nutrientes. También se asocia a una sustancia llamada ojas. Ojas significa vigor y es la esencia sutil de Kapha.

Ojas es la fuente de vitalidad y fortaleza del cuerpo y es el resultado final de una digestión óptima. Ojas está afectado no sólo por la digestión de los alimentos, sino también por el trauma del pasado, las emociones, las relaciones, el estrés, la conciencia y el estilo de vida.

Hábitos ayurvédicos para elevar las defensas:

- Alimentación: procura comer en horarios establecidos de acuerdo al reloj ayurvédico. Reduce el azúcar y harina refinada, los colorantes y preservantes y la comida procesada en general. Opta en lo posible por alimentos integrales, frutas y vegetales, si es posible preparados el mismo día. Algunos alimentos que favorecen ojas son: almendras, ghee y dátiles.

- Sueño: la privación del sueño debilita en gran medida nuestro sistema inmunológico. Podemos procurar acostarnos y levantarnos a la misma hora, para crear una rutina de descanso nocturno a la que nuestro cuerpo se habitúe. No utilizar pantallas una hora antes de dormir, usar luz suave de lámpara de pie o de mesa y practicar actividades relajantes o enriquecedoras para calmar la mente (meditación, respiración, lectura, dibujo, cuidado personal, etc). Podemos hacernos masaje a los pies antes de dormir o practicar savasana. En el capítulo sobre el sueño, veremos más detalles de esta práctica.

- Reducir el estrés: las hormonas del estrés destruyen nuestro sistema inmune. Las situaciones estresantes por lo general no pueden evitarse; pero, podemos aprender a lidiar con las emociones y pensamientos que lo promueven y liberar el cuerpo de la acumulación del mismo. El estrés también puede reducirse practicando ejercicios suaves y restauradores al levantarnos, practicando respiración abdominal y trabajando apertura de caderas para liberar emociones estancadas.

- Ejercicio: la actividad física mejora la digestión, ayuda a eliminar toxinas, promueve la relajación y disminución de estrés y ansiedad y ayuda a mejorar la calidad del sueño. Un ejercicio bueno para todos son los estiramientos de 3 a 10 minutos, seguidos de una caminata al aire libre durante 20 minutos.

Aquí algunas rutinas ayurvédicas que te ayudarán a elevar tus defensas y que puedes empezar a practicarlas desde hoy:

- Usar un raspalengua mantiene la lengua limpia y previene la acumulación de virus y bacterias en la boca, cabeza y sistema digestivo.

- El abhyanga o el masaje con aceite al cuerpo. Mejora la circulación, mejora la digestión, alivia el estrés y nerviosismo, mejora la calidad del sueño, nutre la piel y mejora su complexión.

- Gandusha: enjuagues bucales con aceite de coco o sésamo. Ayuda a prevenir enfermedades de la boca, así como proteger la salud de pulmones y sistema digestivo. Mejora la salud de la piel del rostro y labios. Fortalece dientes y encías.

- Neti: consiste en lavar con agua purificada la cavidad nasal. Desintoxica las vías respiratorias y ayuda a eliminar acumulación de virus y bacterias.

- Garshana: el cepillado al cuerpo en seco. Elimina células muertas, protege la piel de infecciones y mejora la circulación.

- Bebida en vaso de cobre: ayuda a equilibrar el pH del cuerpo, ayuda a preservar la salud cardiovascular, mejora las funciones de la tiroides, estimula el buen funcionamiento del cerebro y mantiene la salud de la piel.

Recetas para elevar las defensas:

Leche Dorada

1 lt de leche de ajonjolí o almendras

3 uni de vainas de cardamomo

2 uni de clavo de olor

1 ramita de canela

1/2 cdta de canela en polvo

1 cda de kin fresco rallado

1/2 dta de cúrcuma en polvo

Miel de abeja al gusto

Preparación:

Moler las semillas de cardamomo. Calentar la leche con las especias a fuego bajo por 5 minutos. Apaga y dejar entibiar. Servir y agregar miel de abeja al gusto.

Recomendaciones:

*Empezar a tomarla al inicio del invierno.

*Ayuda a mejorar la digestión

*Limpia el colon

*Refuerza el sistema inmunológico

Brahmasta

1 taza de agua filtrada caliente
1 cdta de jengibre fresco rallado
Jugo de 1 limón
1 cdta de miel

Recomendaciones:
*Eleva las defensas.
*Ayuda en casos de resfrío.
*Ayuda a eliminar toxinas.

Recetas antiinflamatorias

Latte de Cúrcuma

1 taza de leche orgánica o leche vegetal

1 cucharadita de cúrcuma

1 pizca de pimienta negra

Preparación:

Calentar la leche y añadir la cúrcuma y pimienta. Se puede dejar entibiar y añadir miel de abeja o endulzante natural si se desea. Tomar a sorbos pequeños.

Arroz dorado

1 taza de arroz basmati

1/2 cucharadita de sal marina

¼ de cucharadita de pimienta negra en polvo

1 cucharadita de cúrcuma

3 clavos de olor

Preparación:

Remojar el arroz por 30 minutos. Lavar y cocinar con 3 tazas de agua y todos los demás ingredientes. Luego de que hierva, bajar el fuego y cocinar hasta que seque. Apagar el fuego y si se desea se puede añadir un chorrito de jugo de limón, aceite de oliva o perejil picado.

Dinacharya y Ritucharya

El Ayurveda propone una serie de hábitos y cuidados para proteger la salud y mantener el equilibrio. El objetivo principal es prevenir la enfermedad antes de tener que tratarla. Suena bien, ¿verdad?

Existe entonces, un régimen rutinario que se llama 'Swasthavritta (significa mantenimiento de la salud de un individuo). Este régimen se divide en:

- Dinacharya (régimen Diario)
- Ritucharya (régimen Estacional)

Swasthavritta se enfoca en aspectos como la rutina de la mañana, la higiene, las necesidades fisiológicas, la rutina de la noche, los horarios para comer, etc. Sin embargo, también presta atención a los efectos que produce en mente y cuerpo el cambio de las estaciones del año, en especial el invierno y verano.

También incluye un código de conducta, llamado Sadvritta, que se puede resumir en un buen comportamiento de tipo:

- Mental
- Espiritual
- Social
- Personal
- Moral

Dinacharya: Rutina Básica Ayurvédica:

- Levantarse, si es posible, antes de la salida del sol (5 am), evacuar los intestinos y vejiga, lavarse las manos y el rostro con agua templada.

- Cepillar los dientes y usar un raspalengua para la higiene de la lengua.

- Realizar Gandusha: un enjuague bucal con aceite de coco o de sésamo por aproximadamente 2 minutos (escupir el aceite en el tacho de basura).

- De ser posible, masajear el cuerpo con aceite para posteriormente tomar un baño.

- Realizar ejercicios diariamente hasta empezar a sudar ligeramente o agitarse y respirar por la boca. Diez minutos es suficiente.

- Baño diario.

- Hacer ejercicios de pranayama por 3 minutos o más, estiramientos o meditación.

- Beber un vaso de agua templada antes de desayunar. El desayuno debe tomarse máximo a las 9 am.

- Lavarse las manos antes y después de comer.

- Enjuagar la boca y lavarse los dientes después de comer.

- Masticar pausadamente y con la mente enfocada en cosas positivas. Nunca discutir ni conversar de temas angustiantes durante las comidas.

- Hacer una caminata lenta después de cada comida (10 o 15 minutos).

- Ayunar de una a dos veces al mes.

- Almorzar entre el medio día y la 1 pm. El almuerzo debe ser la comida más abundante del día.

- Cenar ligero.

- Consumir diariamente los 6 sabores de forma balanceada según la constitución individual.

- Acostarse a las 10pm como máximo.

Ritucharya

Es el régimen estacional, que al seguirlo se puede adoptar y superar las tensiones de las variaciones estacionales.

Cada estación del año tiene sus propias cualidades y estas provocan diferentes reacciones en las personas, dependiendo de cuál sea su constitución individual o tendencias.

Es muy importante que nuestros hábitos, rutinas y dieta se adapten a las estaciones del año, de forma especial al invierno y al verano, ya que marcan características más específicas. Esta adaptación se denomina Ritucharya y promueve el balance de nuestras doshas siguiendo los ciclos de la naturaleza para mantener el equilibrio y la buena salud.

El principio más sencillo para comprender y empezar a aplicarlo es que: Lo similar aumenta lo similar y lo opuesto genera balance.

Ayurveda en el Verano:

El aumento de la temperatura durante el verano incrementa Pitta en el ambiente, por lo que el cuerpo debe mantenerse fresco para mantenerse en equilibrio. Es por este motivo que el fuego digestivo o Agni disminuye naturalmente, provocando que el apetito disminuya, el metabolismo se vuelva más lento y el poder digestivo sea menor.

El principal enfoque será mantener a Pitta bajo control. Aquí las recomendaciones más importantes:

- Mantente fresco: usa ropa delgada y fresca y mantén una buena ventilación en los ambientes de casa y trabajo.
- No practiques actividades extenuantes, mantén el balance entre la intensidad y la relajación.

- Enraízate: mantén el contacto con la naturaleza, comparte tiempo con tu familia, haz
- actividad física moderada todos los días.

- Aprende a reconocer los síntomas de Pitta en desequilibrio y toma acción sobre esto.

- El verano también tiene algunas características Vata, por lo que es buena idea mantenerse
- bien hidratado, dormir a horas adecuadas y promover horarios estables en tu rutina diaria.

Algunos síntomas de Pitta exacerbado:

- Fiebre
- Infecciones
- Inflamación
- Indigestión
- Diarrea
- Colón irritable
- Acné
- Alergias

- Hongos
- Parásitos
- Sudoración excesiva
- Mal olor corporal
- Mal aliento
- Hemorragias
- Gastritis
- Acidez.

Rutina Diaria para el verano:

1. Levántate temprano, entre las 5 y las 7 am.

2. Actividad física por la mañana. Es recomendable realizar como mínimo 30 minutos diarios de actividad física. Procura no practicar actividades físicas demasiado intensas. Un buen ejercicio para la temporada de verano es la natación. También puedes hacer caminatas en la naturaleza antes de las 10 am o después que haya bajado el sol.

3. El automasaje. Diariamente aplica aceite de coco en la piel realizando un automasaje y una pequeña cantidad en el cabello para mantener la hidratación y suavidad. Esto te mantendrá en balance el Pitta de la piel y protegerá tu cabello.

4. El Sol. Evita exponerte directamente al sol, sobre todo en las horas que es muy intenso (entre las 11 am y las 3 pm). Si deseas broncearte de manera saludable, hazlo progresivamente, tomando sol antes de las 11 am. Luego

procura estar bajo la sombra y utilizar un protector solar adecuado. Incluso así te continuarás bronceando sin dañar tu piel.

5. Acuéstate temprano, cerca de las 10 pm.

Alimentación durante el verano:

Será de suma importancia reducir los sabores: salados, ácidos y picantes y favorecer los sabores: dulce, amargo y astringente.

Detox de verano:

Monodieta de uvas: De 1 a 3 días se comerá solamente uvas negras o moradas. Se puede beber agua tibia o a temperatura ambiente. Procurar descansar esos días y no realizar actividad física. Romper el ayuno con caldo de frijol mung. Contraindicado para embarazadas, personas con diabetes o con sobrepeso.

Ayurveda en el Invierno:

En Ayurveda, el invierno se considera una estación Kapha, por sus cualidades: frías, húmedas y pesadas. Es sencillo notarlo en cómo la vida parece volverse un poco más lenta, silenciosa, más deseo de permanecer en casa o comer en mayor cantidad, el cielo está nublado, llueve, la temperatura desciende.

- Mantente abrigado: en especial si tu dosha predominante es Vata. Abriga tus pies y la espalda baja.

- Cultiva tiempo de conexión y enriquecimiento, como la lectura o la meditación. Las cualidades de estabilidad de la estación lo hacen favorable.

- Cena ligero y evita excederte en los dulces: Kapha causa mucosidad y pesadez, por eso es importante prevenir la aparición de enfermedades respiratorias, en especial alergias, evitando cenar tarde y pesado y no excedernos en los dulces que se antojan en esta estación.

- Aprende a reconocer los síntomas de Kapha en desequilibrio y toma acción sobre ellos.

- Evita el sedentarismo, haz caminatas al aire libre con abrigo adecuado o el ejercicio de tu preferencia.

- Consume bebidas calientes o tibias.

Algunos síntomas de Kapha exacerbado:
- Mucosidad
- Asma
- Alergias
- Subir de peso
- Pereza
- Dificultad para levantarse por la mañana

- Niebla mental
- Capa blanca sobre la lengua
- Salivación excesiva
- Retención de líquidos
- Fatiga
- Náusea
- Colesterol alto
- Depresión.

Rutina Diaria para el invierno:

En invierno se puede dormir un poco más, pero para sentirte motivado y activo durante el día es mejor levantarse aproximadamente a las 7 am. Si tienes hábito de levantarte antes, también está bien.

1. Date un baño tibio, te ayudará a activarte y eliminar la sensación de pereza o pesadez. También ayudará a eliminar toxinas eliminadas durante la noche a través de la piel.

2. Viste colores cálidos, como rojo y naranja y procura abrigar tu cuello.

3. Evita las siestas durante el día. Opta por descansos activos, como una caminata en el exterior, ejercicio, meditación, arte, lectura.

4. Haz ejercicio activo diariamente, como baile, ciclismo, etc.

5. Antes de dormir, masajea la planta de tus pies con aceite de sésamo.

Alimentación durante el invierno:

Será de suma importancia reducir los sabores: dulce, ácido, salado y favorecer los sabores: picante, amargo, astringente.

Detox de invierno:

Monodieta de kitchari: De 1 a 3 días se comerá solamente kitchari tradicional. Se puede beber agua tibia o a temperatura ambiente. Procurar descansar esos días y no realizar actividad física. Romper el ayuno con caldo de frijol mung. Contraindicado para embarazadas.

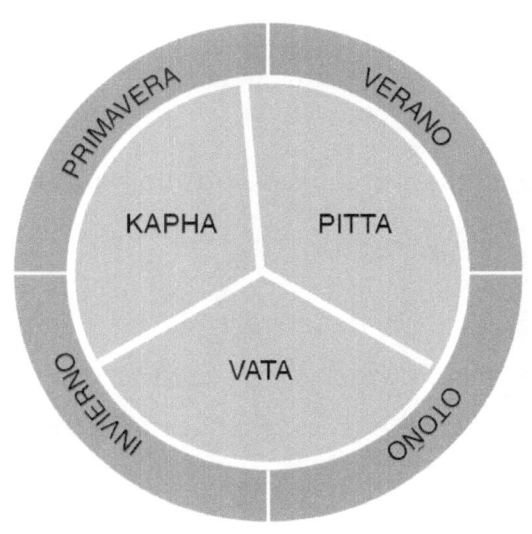

El masaje Abhyanga

Es un masaje al cuerpo entero con aceite tibio al natural o infusionado con plantas o especias. Se masajea la planta de los pies, cada extremidad, articulación, hasta dedos, uñas, rostro y cuero cabelludo. Se caracteriza por pases largos y rítmicos y movimientos circulares en articulaciones.

Algunos de sus beneficios:
- Mejora la salud de la piel.
- Promueve el sueño y un descanso profundo.
- Previene envejecimiento y da fuerza al cuerpo.
- Equilibra las doshas, en especial Vata.
- Calma el sistema nervioso.
- Elimina toxinas.
- Alivia tensión y dolor muscular.
- Mejora la vista.
- Promueve el crecimiento del cabello.

Abhyanga puede ser practicado por un terapeuta o en forma de automasaje.

Las personas Vata pueden usar aceite de sésamo.

Las personas Pitta pueden usar aceite de coco.

Las personas Kapha pueden usar aceite de mostaza.

¿Cómo practico un automasaje ayurvédico?

1. Calienta ligeramente el aceite que utilizarás en baño maría. Debe estar tibio, si es verano puedes calentarlo solo frotándolo en tus palmas.

2. Aplica el aceite en todo tu cuerpo, empezando por el cuero cabelludo, masajeando en círculos y con las yemas de los dedos.

3. Continua con pases hacia los lados de tu frente y círculos alrededor de tus ojos, mejillas y mandíbula. Masaje tus orejas, cuello y hombros.

4. Masajea tu pecho y abdomen con movimientos circulares lentos en sentido de las manecillas del reloj, haciendo una suave presión especialmente en el lado izquierdo, para estimular el colon.

5. Masaje tu espalda a la altura de las costillas con movimientos hacia adentro y hacia abajo hasta llegar a tu espalda baja.

6. Masajea tus nalgas con movimientos circulares hacia arriba.

7. Masajea tus brazos y piernas con pases largos y tus articulaciones con movimientos circulares.

8. Mueve tus articulaciones en círculos hacia adentro y hacia afuera.

9. Masajea tus pies, en especial la planta y da atención a cada dedo.

10. Si es posible, descansa 5 a 10 minutos para que la piel absorba el aceite.

11. Toma una ducha tibia con jabón natural para remover el exceso de aceite.

Ayurvedizar tus antojos

Pop corn ayurvédico
Recomendado para Kapha, Vata y Pitta con moderación.

Ingredientes:

Maíz para pop corn

Ghee

Sal marina

Jengibre

Cúrcuma

Calentar el ghee y preparar el maíz hasta que revienten todos los granos.

Añadir sal marina al gusto, jengibre y cúrcuma en polvo y mezclar bien. Consumir con moderación y de preferencia en estaciones calientes.

Pan Chapati
Recomendado para Vata y Pitta. Kapha con moderación.

Ingredientes:

2 tazas de harina integral

¼ de cdta de sal marina

⅔ de taza de agua tibia

Opcional: 1 cdta de aceite de sésamo o girasol

Mezcla la harina y la sal en un tazón. Agrega el agua lentamente, combinando, pero sin amasar. La cantidad de agua puede variar, dependiendo de la humedad en el ambiente y de la calidad de la harina. Debe quedar una masa suave y uniforme, que no se deshace al tocarla y que no se pega a las manos. Tapa la masa con un paño húmedo y déjala reposar por 30 minutos.

Amasa la preparación por 5 minutos y forma bolitas de unos 3 centímetros de diámetro. Luego estíralas con un rodillo en una superficie espolvoreada con harina.

Cocina los chapatis a fuego bajo, en una sartén untada con un par de gotas de aceite. Sabrás que están listos para voltearlos cuando aparezcan burbujas en la masa. Deben quedar ligeramente dorados con algunas motas marrones. Para finalizar sostén el chapati ya cocinado con una pinza y exponlo directamente al fuego o a la hornilla eléctrica por unos segundos. Se inflará como un globo. Listos para comer con tus comidas o para el desayuno.

*Si no se infla es porque no se amasó bien o no lo dejaste reposar los 30 minutos.

Ayur-pizza

Escoger los vegetales y acompañamientos adecuados para cada dosha

4 chapatis

1 taza de salsa de tomate

1 taza de queso mozzarella rallado

Vegetales de tu preferencia (brócoli, kale, aceitunas, tomate, etc.)

¼ de cdta de Cúrcuma

¼ de cdta de Jengibre

Una pizca generosa de Pimienta negra

Una pizca de Coriandro o semillas de culantro

Orégano para decorar

Aceite de oliva y pimienta cayena opcional

Cocina los vegetales que lo necesiten y déjalo a un lado. Prepara la salsa de tomate añadiendo todas las especias menos el orégano. Coloca sobre cada chapati un poco de la salsa especiada, luego la mozzarella, los vegetales y el orégano. Lleva al horno hasta que la mozzarella se haya derretido. También puedes hacerlas en la sartén. Si te gusta, puedes añadir un chorrito de aceite de oliva antes de servir en el caso de Vata, una pizca de pimienta cayena y acompañar con una ensalada fresca en el caso de Kapha y evitar añadir picante en el caso de Pitta.

Papas no-fritas

Para todas las doshas con moderación.

4 papas

3 cucharadas de ghee o aceite de oliva

½ cucharadita de cúrcuma

¼ cucharadita de jengibre

¼ cucharadita de comino

¼ cucharadita de semillas de culantro o coriandro

Sal al gusto

Lava, pela y corta las papas y colócalas en agua en la refrigeradora por al menos 1 hora. Escúrrelas bien y sazónalas con el aceite, especias y sal. Hornéalas a temperatura media por 30 a 40 minutos o hasta que estén doradas. Después de los primeros 20 minutos, dales la vuelta con una espátula.

Veggie burger

Recomendado para Kapha y Pitta con los acompañamientos adecuados. Vata con moderación.

2 tazas de lentejas cocidas

1 huevo orgánico (ó 2 cucharadas de gel de semillas de linaza)

½ taza de pan molido

Sal y pimienta al gusto

¼ cdta de jengibre

¼ cdta de semillas de culantro o coriandro

¼ cdta de cúrcuma

¼ cdta de comino

Combinar y amasar ligeramente los ingredientes. Formas las hamburguesas y cocinar en sartén untada con poco aceite a fuego lento.

Para Vata: añadir un hilo de aceite de oliva o sésamo por encima una vez cocidas y acompañar de una salsa cremosa, sopa o crema de verduras.

Hummus delicioso

Recomendado para Pitta y Kapha. Vata con moderación.

2 tz de garbanzos cocidos

1/4 cdta de cúrcuma en polvo

1/4 cdta de comino en polvo

1/4 cdta de semillas de mostaza tostadas y molidas

1 cda de aceite de oliva

1/2 tz de agua filtrada

2 limones

1 cdta de sal marina

1 cda de perejil picado

Licuar el garbanzo junto con el palillo, el comino, las semillas de

mostaza tostadas y molidas, el aceite de oliva y un poco de agua. Agregar más agua de ser necesario. Debe quedar con la textura de un puré cremoso para untar. Añadir jugo de limón, la sal y el perejil picado.

Trufas des-chocolatadas

Favorable para Vata y Pitta. Kapha con moderación.

1/2 kg camote o batata dulce

1/4 cdta jengibre en polvo

1/2 cdta canela

1/4 cdta clavo en polvo

2 cdas de miel de abeja

Un puñado de pasas hidratadas

Lavar y hervir los camotes hasta que estén suaves. Pelarlos y hacer un puré sin añadir agua. Añadir el jengibre, la canela, el clavo, la miel de abeja y las pasas hidratadas. Amasar y hacer bolitas pequeñas. Pasarlas por canela en polvo.

Botiquín Ayurvédico

El primer remedio propuesto por el Ayurveda es calmar la mente para reconocer cuál es el verdadero propósito de la vida. Si la mente se llena con demasiadas impresiones emocionales (samskaras) y pensamientos, se drenará su poder de resistencia y de esta manera se expondrá al cuerpo a la enfermedad. Pero si la mente se mantiene clara, calmada, en meditación y positiva; el poder de resistencia en el cuerpo aumentará y no permitirá que una enfermedad aparezca o se propague.

Asma

- Tomar jarabe de 1 pizca de pimienta negra, 1 cdta de miel y 1 cdta de jugo de cebolla.
- Tomar tisana de cúrcuma con una pizca de pimienta negra y 1 pizca de jengibre.
- Añadir laurel a las comidas.
- Hacer inhalaciones de vapor de agua.

Alimentos y rutina:

- Consumir arroz, cebada y frijol mung.
- No beber nada frío o helado, aunque haga calor. Aumentar el consumo de bebidas calientes. Endulzar con miel de abeja.
- Evitar: lácteos, plátano, aceites y excesos de grasa, alimentos pesados, harina y azúcar blanca y procesada.
- Nunca comer alimentos guardados del día anterior.
- Practicar pranayama.

Resfrío

- Tomar 1/2 taza de leche hervida con un trozo de jengibre y 1/2 cdta de cúrcuma en polvo.
- Tomar 3 veces al día jarabe de jugo de jengibre con miel.
- Para aliviar el dolor de garganta se puede masticar un clavo de olor o 2 semillas de cardamomo 3 veces al día. Se puede preparar en tisana también.
- Hacer gárgaras de agua con sal.

Alimentos y rutina:

- No dormir demasiado.
- No bañarse con agua fría.
- No estar en lugares fríos o con aire acondicionado.
- Tomar abundante líquido en forma de infusiones, tisanas y sopas, siempre con especias.

Laringitis

- Tomar un té de cáscara de limón.
- Vaporización con hojas de eucalipto y clavos de olor.
- Hacer dulces de dátiles, pasas, cardamomo y jengibre y comer una porción pequeña 3 veces al día para ayudar a aliviar el malestar.
- Hacer gárgaras de agua con sal.

Alimentos y rutina:

- No hablar en exceso ni susurrar.
- No fumar o estar cerca a personas que están fumando.
- Respirar por la nariz y no por la boca.
- Beber de 8 a 10 tazas de agua tibia o infusión al día.

Faringitis

- En una taza de agua recién hervida agregar 1 cdta de sal y ½ cdta de canela. Tapar y dejar reposar hasta que entibie. Hacer gárgaras por la mañana y por la noche.
- Beber leche dorada antes de dormir.

Alimentos y rutina:

- Abrigarse bien los pies, no caminar descalzo.
- Practicar pranayama.
- Ayuno con frutas cítricas.

Rinitis

- Beber un vaso de agua tibia con vinagre de manzana y 1 cdta miel de abeja en ayunas.
- Tomar infusión de cardamomo.

Alimentos y rutina:

- Higiene continua y adecuada de sábanas y almohadas
- Limpiar el suelo de casa diariamente con productos naturales o vinagre.

Cólico menstrual

- Aplicar cataplasmas tibias de romero con una toalla en el bajo vientre y en las ingles (absorción más rápido).
- Aplicar calor en el bajo vientre y espalda baja con cojines de semillas.
- Tomar mate de rosas de jamaica con miel.

Alimentos y rutina:

- Comer lo necesario, sin excederse. De preferencia sin picante, sin frituras y nada frío (durante los 2 primeros días).
- Descanso físico y mental. Se puede hacer las actividades normales, procurando no excederse y tomar tiempo para descansos adicionales.

Dolor de cabeza

- Tomar un vaso de agua con una cucharada de vinagre de manzana en ayunas (desintoxica
- y regulariza la presión arterial).
- Practicar masaje en los puntos marma de cabeza y rostro.

Alimentos y rutina:

- Examinar los posibles causantes: estrés, estreñimiento, mala digestión, intoxicación, falta de sueño, exceso de calor, gripes, rinitis, etc.
- Masajes en las sienes y entrecejos con aceite de lavanda (el aceite de lavanda es sedativo).
- Practicar Pranayama.
- Cambios en la dieta y rutinas para aliviar el estreñimiento.

Dolor articular

- Tomar un vaso de agua con semillas pulverizadas de fenogreco por las mañanas.
- Ingerir cúrcuma en comidas y bebidas.

Alimentos y rutina:

- Masajear la zona afectada con aceite tibio de ajonjolí o coco.
- Darse un baño de tina con agua caliente y sales de Epson.
- Aplicar compresas tibias con árnica en la zona afectada.

Insomnio

- Tomar té de lavanda o manzanilla con el estómago vacío.
- Tomar Ashwagandha, 2 cápsulas en la mañana y dos en la noche.

Alimentos y rutina:

- No comer antes de dormir.
- No practicar actividad física intensa por la noche.
- Quitar el televisor o celular del cuarto.
- Aplicar aceite de sésamos en la planta de los pies antes de dormir.
- Practicar mindfulness y meditación.

Acidez

- Beber un vaso de agua con una cucharadita diluida de bicarbonato (regula el ph del cuerpo).
- Tomar extracto de aloe vera para calmar la acidez y evitar el reflujo.
- Tomar un vaso de agua con una cucharada de vinagre de manzana en ayunas.

Alimentos y rutina:

- Evitar mezclar las frutas y los vegetales
- No tomar extractos o jugos verdes.
- No saltarse los horarios de las comidas.
- Evitar el consumo de frituras, carne y café.

Indigestión

- Beber tisanas de jengibre y evitar comer hasta que pasen los síntomas.

Alimentos y rutina:

- Tomar bebidas tibias antes de comer.
- Luego de la comida, masticar un poco de jengibre para estimular la digestión.
- Pasados los síntomas, si hay apetito, consumir alimentos tibios o calientes, una sopa sería ideal.

Diarrea

- Compota de plátano, manzana o yogur para recuperar el potasio perdido y aportar pectina.
- Tomar agua con sal del Himalaya o sal rosada.

Alimentos y rutina:

- Evitar alimentos secos o fibra seca.
- Mantenerse bien hidratado.

Acné

- Aplicar mascarillas de neem para limpiar las bacterias y desinflamar la piel.
- Usar mascarillas de arcilla verde y aloe vera con frecuencia para aliviar y equilibrar la piel.

Alimentos y rutina:

- Adoptar una dieta de acuerdo al dosha.
- Consumir abundantes líquidos.
- Suspender alimentos o medicamentos estimulantes como café, té negro, cacao, bebidas energizantes, gaseosas, azúcar blanca, picantes, frituras y snacks.

Sarpullido

- Rociar agua de manzanilla o agua de rosas para refrescar y calmar la urticaria.
- Aplicar aloe vera, agua de rosas o pétalos de rosa orgánica humedecidos.

Alimentos y rutina:

- Frotar en la zona afectada aceite de coco para calmar la inflamación.
- Si es una reacción alérgica por comidas o químicos, tomar abundante agua y ayunar.

Los remedios estrella del Ayurveda

Amalaki (tridosha)

Beneficios:

- Ayuda a perder peso.
- Reduce la presión arterial.
- Trata la anemia.
- Protege el hígado, el corazón y el sistema digestivo.
- Revitaliza.
- Disminuye el colesterol y los triglicéridos.
- Ayuda en la cicatrización.
- Protege el sistema nervioso.

Dosis: de 2 a 4 cápsulas, 2 veces al día

En polvo, 1 cdta disuelta en agua 2 veces al día

Contraindicaciones:

- Cirugías recientes.
- Embarazo y lactancia.
- Hepatitis.
- Trastornos en la coagulación.
- En caso de diarrea o intoxicación.

Ashwagandha (+PK -V)

Beneficios:

- Adaptógeno.
- Antioxidante.
- Combate el estrés, la depresión y la ansiedad.
- Fortalece los músculos.
- Ayuda en casos de reumatismo.
- Incrementa la hemoglobina.
- Mejora las defensas.
- Equilibra el sistema nervioso y promueve la estabilidad emocional.
- Ayuda en casos de insomnio sin ser sedante.

Dosis: 1 a 2 cápsulas, 2 veces al día

En polvo, 1 cdta en un vaso de agua tibia, 2 veces al día

Contraindicaciones:

- Enfermedades en la tiroides.
- Úlceras.
- Embarazo.

Brahmi (bueno para las 3 doshas, Vata con moderación)

Beneficios:

- Antioxidante.
- Tónico cerebral.
- Mejora la concentración y la memoria.

- Mejora la calidad de sueño.
- Aumenta la producción de serotonina.
- Ayuda a tratar la depresión y la ansiedad.
- Efectivo para tratar el mal de Parkinson y Alzheimer.

Dosis: 2 cápsulas, 2 veces al día.

Contraindicaciones:
- Embarazo.
- Lactancia.
- Problemas de fertilidad.
- Enfermedades de la coagulación de la sangre.

Neem (+V -PK)

Beneficios:
- Potente desintoxicante.
- Purifica la sangre.
- Trata eccema y urticaria.
- Elimina parásitos.
- Ayuda a bajar de peso.
- Alivia las náuseas y vómitos.

Dosis: 1 a 2 cápsulas, 2 veces al día

En infusión, 1 cucharada de las hojas en 1 litro de agua. Tomar 1 o 2 tazas al día.

En aceite o tintura, 3 a 5 gotas diluídas en ½ vaso de agua.

Contraindicaciones:

- Hipoglicemia.
- Problemas de fertilidad.
- Embarazo y lactancia.
- Si se toma medicamentos para la presión y la diabetes.

Shatavari (bueno para las 3 doshas, Kapha con moderación)

Beneficios:

- Adaptógeno.
- Es un rejuvenecedor del sistema hormonal y reproductor femenino.
- Aumenta la fertilidad.
- Alivia molestias de la menstruación y la menopausia.
- Ayuda en la producción de leche materna.
- Calma el sistema digestivo.
- Mejora el sistema inmunológico.
- Aporta fuerza y energía.

Dosis: 2 a 4 cápsulas, 2 veces al día
En polvo, 1 cdta en un vaso de leche tibia o agua

Contraindicaciones:

- Diabetes.
- Si existe alergia a los espárragos.
- Si se toma diuréticos.

Triphala (bueno para las 3 doshas)

Beneficios:

- Combate el estreñimiento sin generar dependencia.
- Ayuda a perder peso.
- Regula el metabolismo.
- Protege los órganos.
- Limpia el sistema digestivo y la sangre.
- Es anticancerígeno.
- Limpia el colon.

Dosis: 2 a 4 cápsulas antes de dormir.

Contraindicaciones:

- Embarazo y lactancia.
- Diarrea.
- Disentería.

Guía de uso terapéutico de las especias

Comino: Mejora la digestión, estimula el apetito. Ayuda a la absorción de minerales y a eliminar los gases. Mejora la circulación, equilibra el metabolismo y ayuda en casos de diarrea y congestión. Alivia cólicos menstruales y promueve la producción de leche materna.

Pimienta negra: Tiene propiedades purificantes y antioxidantes. Mejora la biodisponibilidad de otras especias, y ayuda a transportar sus beneficios a otras zonas del cuerpo. Promueve la oxigenación del cerebro, el buen funcionamiento del corazón y la circulación. Estimula el apetito y ayuda a eliminar moco del intestino y los pulmones.

Culantro o coriandro: Mejora la digestión, incrementa el apetito, disminuye las reacciones alérgicas, purifica la sangre y es diurético.

Mostaza: Refuerza el sistema respiratorio y fortalece los bronquios. Ayuda a eliminar los parásitos del intestino. Es digestiva y antibacterial.

Azafrán: Ayuda a desintoxicar el hígado y a reducir la inflamación. Es un tónico para el sistema nervioso, es afrodisíaco y mejora el tono y brillo de la piel. Alivia la tos, el resfrío, la congestión y las hemorroides.

Anís estrellado: Reduce gases, flatulencia e hinchazón abdominal. Calma trastornos y dolores gastrointestinales. Fortalece el útero, relaja y ayuda a conciliar el sueño.

Asafétida: Ayuda a eliminar los gases, disuelve la mucosidad y aumenta la capacidad digestiva.

Canela: Regula la digestión y calma los problemas estomacales. Elimina las toxinas y mejora la circulación. Ayuda en casos de diabetes y problemas cardíacos. Baja la presión y calma la mente.

Hinojo: Mejora la digestión, tonifica el sistema digestivo, regula agni e incrementa el fuego digestivo sin elevar Pitta. Actúa como diurético, alivia los síntomas de las hemorroides y ayuda en la eliminación de parásitos. Aumenta la producción de leche materna.

Jengibre: Promueve el apetito y alivia problemas estomacales. Es broncodilatador y alivia la congestión. Protege el corazón, ya que evita la coagulación de la sangre y reduce el colesterol. Mejora el metabolismo de las grasas y la eliminación de toxinas. Ayuda en casos de náuseas y vómitos.

Cardamomo: Combate la tos, el mal aliento, el ardor al orinar y las hemorroides. Es digestivo, disuelve la mucosidad y reduce la acidez.

Nuez moscada: Mejora la digestión, alivia la tos, induce el sueño y la relajación. Alivia el dolor, mejora la función del hígado y disminuye la mucosidad bronquial.

Clavo: Estimula la digestión, elimina la congestión nasal y de los bronquios. Es bueno para el resfriado y la tos. Reduce gases y cólicos menstruales. Calma y relaja la mente. Ayuda en casos de inflamación y dolor en general.

Cúrcuma: Desintoxica el hígado, regula el colesterol, promueve una respuesta saludable a los alergénicos, estimula la digestión, fortalece el sistema inmune y es antioxidante. Es un antibiótico natural y evita las infecciones del tracto intestinal. Aplicada externamente, ayuda en los problemas de piel.

Ayurveda para la Mujer

La menstruación:

Un ciclo saludable es signo de que hay salud y equilibrio en cuerpo y mente.

El ciclo menstrual presenta 3 etapas:
Día 1 - 5 (desde el 1er día que inicia el sangrado) - Fase Vata
Día 4 a 14 (desde el final del sangrado hasta la ovulación) - Fase Kapha
Día 14 a 18 (desde la ovulación hasta que empieza la menstruación) - Fase Pitta

Fase Vata:
Vata es la fuerza que regula los movimientos y energías que se dirigen hacia abajo en el cuerpo. Si Vata está exacerbado puede causar estreñimiento, dolor durante las relaciones sexuales, cansancio, insomnio, dolor de cabeza, síndorme pre-menstrual, ansiedad y dolor durante la menstruación.

Para ayudar a equilibrar Vata dosha en esta fase podemos, durante estos cinco días, evitar consumir café y alcohol y dar preferencia a tisanas antiinflamatorias y preparaciones calmantes. También es importante hacer énfasis en el tiempo de autocuidado para calmar el sistema nervioso. Por ejemplo, practicar pranayama, hacernos un masaje, escribir un diario y practicar yoga o meditación.

Fase Kapha:

En esta etapa, Kapha construye el tejido mucoso que recubre el interior del útero. Se segrega estrógeno, que ayuda a fortalecer el cuerpo y prepararlo para la concepción. Si Kapha está exacerbado pueden presentarse retención de líquidos, senos sensibles y adoloridos, aumento de peso, tristeza, cansancio y pesadez.

Para equilibrar Kapha en esta etapa, se puede consumir té herbal de cúrcuma y aloe vera, consumir bebidas tibias y hacer actividad física que active la circulación y libere toxinas a través del sudor.

Fase Pitta:

Pitta rige la ovulación. En esta fase se genera un pico en la producción de progesterona y se aumenta el calor en el cuerpo. Esto puede favorecer síntomas como irritaciones en la piel, diarrea, irritabilidad y estrés emocional. Si Pitta está exacerbado, pueden presentarse también antojos específicos, dolor intenso e inflamación.

Para equilibrar Pitta en esta fase se puede aumentar el consumo de frutas y vegetales favorables para Pitta. También beber tisanas de especias que ayuden a regular el calor en el cuerpo y a desintoxicar el hígado. Es recomendable practicar un yoga suave y restaurativo.

Recuerda que no necesariamente el desequilibrio es el mismo que el dosha dominante. Una mujer con predominancia Pitta que se excede en trabajar o se sobre exige físicamente puede presentar un desequilibrio Vata en su período.

Menstruación Vata:

Este dosha genera ciclos inestables, que pueden ser regulares por unos meses y luego volverse irregulares. El intervalo entre cada período suele ser mayor a 28 días y el flujo tiende a ser escaso, fluido, oscuro o con coágulos. El abdomen puede volverse rígido y tenso, generando dolor que se extiende hacia la espalda baja y las caderas. Pueden aparecer manchas antes y después del flujo principal.

Además, en la menstruación con desequilibrio Vata, puede haber estreñimiento al iniciar el sangrado, alternando con deposiciones sueltas. También insomnio y ansiedad premenstrual.

Una mujer con Vata elevado podría dejar de menstruar al tener muy bajo peso o ejercitarse en exceso.

Menstruación Pitta: Suelen ser ciclos regulares y con intervalos menores a 28 días entre cada uno. La sangre puede ser abundante y de un color rojo intenso, aunque en algunas mujeres podría aparecer sangrado de color azulado o de tonos anaranjados.

Durante la etapa pre-menstrual se puede experimentar irritabilidad, apetito y antojos intensos, náuseas, acné y dolor de cabeza. Durante el periodo se puede experimentar más calor de lo usual y sudoración, así como deposiciones sueltas y retortijones ocasionales al iniciar el sangrado.

Menstruación Kapha: Los períodos son usualmente regulares y la sangre de un color pálido y aspecto viscoso. Se presenta falta de energía, sueño, digestión pesada y dolor de espalda baja.

Al tener el Kapha elevado, se podría experimentar un dolor de intensidad intermedia pero constante, inflamación en los senos, retención de líquidos y picazón vaginal.

Algunas mujeres identifican con facilidad su tipo de menstruación, sin embargo, podrían presentarse desequilibrios de dos o hasta las 3 doshas.

Recomendaciones para los trastornos menstruales y premenstruales

Hay muchas causas de los desequilibrios premenstruales y menstruales y varían de mujer a mujer. Las más comunes son:

-   Llevar una alimentación inadecuada para tu dosha, en cantidad o calidad; en particular el consumo excesivo de alcohol, carne, cafeína, sal, azúcar y productos refinados o con conservantes.

-   Tener el fuego digestivo debilitado.

-   Emociones acumuladas en el cuerpo. En especial miedo, ira o vergüenza.

-   Hacer poca o ninguna actividad física.

- Dormir poco, no tomar descansos durante el día, trabajar en exceso sin tomar vacaciones o pausas activas, llenarse de actividades extenuantes y tomar responsabilidades ajenas.

- Estrés en altos niveles.

Recomendaciones generales para un ciclo menstrual saludable:

- Toma el descanso que necesites: Aunque no es algo sencillo de hacer, separa un tiempo para descansar. Quizá ir a la cama un poco más temprano, escribir, leer, aplicarte compresas en caso de dolor e incluso meditar o disfrutar de aromaterapia.

- Reduce el ejercicio físico intenso durante el sangrado. Lo mejor puede ser una sesión de yoga suave o una caminata ligera.

- Evita los alimentos difíciles de digerir, altos en grasa y azúcar o productos procesados.

- Presta más atención a tu conciencia corporal durante el flujo y permanece atenta a tus verdaderas necesidades y dificultades.

- Dejar la cafeína durante la menstruación te ayudará a regularizar Apana Vata, el subdosha que se encarga de la eliminación, las funciones sexuales y el ciclo menstrual.

- Reducir o suprimir el alcohol favorece la reducción del volumen de la hinchazón.

- Reducir la sal, los productos lácteos y otros alimentos que agravan Kapha te ayudará a reducir la retención de líquido en el cuerpo.

- Mantente bien hidratada.

- Frutas: El plátano maduro puede aliviar tanto la diarrea como el estreñimiento. La manzana horneada con canela alivia el estreñimiento. Los mangos maduros son laxantes y diuréticos además que regulan Vata, aumenta la energía corporal y refresca la sangre. El jugo de granada es digestivo, rejuvenecedor, regula los tres doshas, refresca la sangre y contribuye a aliviar la diarrea y la mala absorción. La uva dulce también refresca la sangre y alivia los síntomas de pitta como la sed, los ardores y la fiebre. Las pasas y el jengibre ayudan a aliviar las náuseas.

- Cereales: El arroz integral se recomienda para reducir el flujo menstrual intenso. Antes de usarlo para que sea de más fácil digestión dejarlo remojar la noche anterior con unas rodajas de jengibre. Servirlo con caldo de verduras, perejil y una cucharada de ghee.

- Especias: Una infusión de semillas de hinojo (una cucharadita por taza de agua) será especialmente útil para aliviar dolor y malestar durante el periodo menstrual. La infusión de jengibre y miel ayuda a regular una menstruación alterada o ausente. La valeriana, que equilibra los tres doshas, (puede agravar pitta si se toma en exceso) es un buen sedante, calmante y antiespasmódico para los retortijones, el cólico y los trastornos digestivos menstruales.

- Haz tus comidas aproximadamente a la misma hora cada día.

- Mantente atenta a tu eliminación. Si no vas al baño diariamente, aumenta tu consumo de líquidos, fibra y actividad física.

- Consume papaya, granada o piña para ayudar a equilibrar las hormonas.

El planteamiento de todo tratamiento ayurvédico tiene como principio rector: "Suprime la causa de la enfermedad y desaparecerá el efecto". Veamos qué podemos hacer para equilibrar cada dosha:

Cuando hay exceso de Pitta podemos aumentar el consumo de alimentos refrescantes y vivos como frutas, jugos y ensaladas de hojas verdes. Baños con agua fría en especial durante el verano, el contacto con la naturaleza y actividades relajantes.

Vata en exceso puede regularse aumentando el calor en el cuerpo, a través de comidas nutritivas, untuosas y enraizadoras como infusiones, tisanas, sopas, caldos, cremas;

así como el consumo de especias calientes y digestivas como jengibre, clavo, cardamomo, romero, anís y comino. Es clave descansar lo suficiente y seguir rutinas y horarios adecuados.

En el caso de Kapha, buscaremos reducir la pesadez con ayunos nocturnos y alimentos ligeros y desinflamantes. Es importante practicar ejercicio todos los días o al menos 3 veces por semana y evitar comer snacks entre comidas.

La Menopausia

La menopausia no es una enfermedad, es una etapa natural de la vida por la que toda mujer pasa alrededor de los 45 y 55 años. Según el Ayurveda, hay tres etapas de la vida y en cada una de ellas predomina un dosha. Desde el nacimiento hasta la adolescencia es la etapa Kapha de la vida. De la adolescencia a aproximadamente los 50 años es la etapa Pitta y de allí en adelante es la etapa Vata. La menopausia es la transición entre la etapa Pitta y la Vata.

Algunos síntomas comunes:
- Ciclos irregulares.
- Flujo intenso en la menstruación.
- Sofocos.
- Piel seca.
- Depresión.
- Cansancio.
- Picazón en la piel.
- Bajo líbido.
- Cambios bruscos de humor.
- Mala memoria.

- Irritabilidad.
- Sudores nocturnos.
- Subida de peso.
- Dolor muscular y articular.
- Sequedad vaginal.
- Insomnio.
- Migraña.

Los temidos sofocos:

Los sofocos son ocasionados por Vata y Pitta. Pitta está relacionado con la elevación de la temperatura corporal y Vata es el responsable de esos cortos y repentinos ataques de calor.

Algunos alimentos beneficiosos para reducir los sofocos son:
- Calabaza.
- Ghee.
- Coriandro.
- Fenogreco.
- Arroz integral.
- Uvas.
- Pasas.
- Granada.
- Higos.
- Productos lácteos naturales.
- Aloe vera.

Alimentos que podemos evitar para ayudar a disminuir los sofocos:

- Comida picante.
- Comida ácida.
- Cafeína.
- Bebidas con gas.
- Vinagre.
- Frituras.
- Saladitos y snacks procesados.
- Carne roja y de cerdo.

Además del cuidado de la alimentación, los sofocos pueden disminuirse practicando respiración diafragmática diariamente y manteniendo el cuerpo bien hidratado.

Menopausia Vata:

Los síntomas emocionales están caracterizados por ansiedad, cambios de humor y nerviosismo y los físicos por sequedad vaginal, flacidez de la piel, insomnio, sofocos leves o moderados, estreñimiento, palpitaciones y dolor articular.

¿Qué hacer? Aumentar el consumo de alimentos y bebidas calientes, mantener los horarios del reloj ayurvédico en comidas y sueño, acostarse temprano, masajes con aceite tibio, meditación, yoga, caminatas, usar especies como hinojo y comino. Disminuir el consumo de cafeína y otros estimulantes, el azúcar refinado, las bebidas frías, las ensaladas. Beber decocción fría de coriandro.

Menopausia Pitta:

Los desequilibrios emocionales más comunes en Pitta son la irritabilidad y la ira. Físicamente se suele experimentar sofocos intensos, sudores nocturnos, flujo abundante y erupciones en la piel.

¿Qué hacer? Aumentar el consumo de alimentos refrescantes, en especial frutas jugosas como las peras, mangos y melón, así como el pepino y los vegetales de hoja verde.

Beber suficiente agua, acostarse como máximo a las 10:30 pm y no trabajar durante la noche. No exponerse demasiado al sol, reducir comidas picantes y beber tisanas de menta.

Menopausia Kapha:

Los síntomas emocionales más usuales en Kapha son la letargia, pesadez y falta de motivación. Físicamente se puede experimentar aumento de peso, retención de líquidos, digestiones pesadas y aparición de hongos.

¿Qué hacer? Practicar actividad física a diario o al menos 3 veces por semana, consumir granos enteros, legumbres y vegetales frescos, cocidos y al vapor condimentados con especias digestivas como jengibre, cúrcuma y pimienta negra. Evitar consumo de gluten y de carne roja. Levantarse alrededor de las 6 am. Consumir decocción jengibre.

Remedios ayurvédicos para la mujer:

Shatavari:

Utilizado para equilibrar las hormonas femeninas.

- Favorece la fertilidad.
- Mejorar la producción de leche materna.
- Equilibrio de la función de los órganos reproductores femeninos y masculinos.
- Apoya el sistema inmunológico.
- Ayuda al mantenimiento en los tratamientos hormonales.
- Antioxidante.
- Promueve la salud del sistema digestivo.

*No consumir en caso de alergia a los espárragos.

Sábila:

- Regula el funcionamiento de la mucosa intestinal.
- Mejora úlceras duodenales y estomacales. Disminuye la acidez.
- Neutraliza el efecto de las toxinas microbianas.
- Alivia el estreñimiento.
- Interviene en la formación de proteínas.
- Refuerza el sistema inmune y ayudaría a las defensas.
- Cicatrizante natural.
- Fuente de minerales como calcio, magnesio, fósforo, potasio, zinc, cobre.
- -Ayuda a mantener la piel saludable e hidratada.
- Acción antiinflamatoria.
- Estimulación de las defensas del organismo.

Recomendaciones para aliviar los dolores menstruales:

- Eliminar las bebidas frías.
- Beber bebidas calientes.
- Tomar jugos de sabila.
- Hacer estiramientos: apertura de caderas.
- Frotaciones con aceite caliente de sésamo.

Yoga

Una de las definiciones más específicas de Yoga según los Yoga Sutras de Patanjali es: el control de los estados cambiantes de la mente. Significa "unión" literalmente y el término es utilizado para denominar la práctica de asanas o posturas. La práctica de Yoga creció en popularidad en occidente en los años 80 y muchos estudios han comprado su efectividad para complementar tratamientos de asma, depresión, ansiedad, cáncer y desequilibrios de origen mental.

Aunque la práctica de Yoga es un excelente complemento y apoyo en tratamientos de diversas enfermedades, su poder preventivo debe ser tomado en cuenta. No debemos esperar a que lleguen los síntomas, malestares y dolores para empezar nuestra práctica.

En la India tradicional, la práctica del Ayurveda está directamente ligada al Yoga, pues es considerado que sólo cuando el cuerpo esté saludable y en equilibrio estará totalmente apto para sumergirse profundamente en la práctica espiritual del Yoga.

Patanjali, el padre del Yoga, describe las 8 ramas de esta ciencia:

- La regulación natural del sistema nervioso.
- La disciplina.
- La purificación.
- Las posturas o asanas.

- La concentración.
- La contemplación.
- El despertar de la conciencia.
- El estado de equilibrio.

Podemos ver entonces que Yoga no se trata únicamente de ejercicio físico y posturas. Yoga es la ciencia de la unión con lo Supremo. La práctica de asanas es una de las 8 ramas de esta ciencia de vida. Realizar asanas permite mover energías que están acumuladas en el cuerpo creando bloqueos en nuestros centros energéticos. Cuando estas energías estancadas no son eliminadas se da lugar a enfermedades de orden físico y psicológico.

¿Cómo practicar Yoga enfocado en el equilibrio de las doshas?

Puedes participar de una clase o práctica de Yoga equilibrada para todos, pero trabajar en el aspecto psicológico de cada dosha. Por ejemplo:

Si hay desequilibrio Vata, puede aparecer la tendencia a la distracción, conversar con tu mente mientras haces la práctica o preocupándote por lo que harás después. Puedes acelerar los movimientos o la respiración. Entonces procuramos mantenernos presentes durante la práctica, enfocarnos en acompañar los movimientos con la inhalación y exhalación y entregarnos a la práctica. No evadir la relajación final, es más si es posible la alargamos hasta por 8 a 11 minutos.

Si hay desequilibrio Pitta, podría sucedernos que empezamos

a competir con el de al lado, observar sus movimientos y compararlos con los nuestros o que de pronto estemos más preocupados de "avanzar" en la práctica. Procuramos entonces, traer la mente al momento presente, llevamos la mirada hacia el interior y en el proceso de movernos y disfrutar del momento de conexión. En una escala de 0 a 10, donde 0 es esfuerzo nulo y 10 es esfuerzo máximo, vamos a procurar estar en un 6. No sobre exigirnos. Esto es válido para las 3 doshas, siempre un esfuerzo de nota 6 asegurará la prevención de lesiones o la falta de compromiso con la práctica.

En el caso de Kapha, podría suceder que durante la práctica hacemos poco o nulo esfuerzo, nos acomodamos en las posturas o evadimos con excusas como ir al baño o tener que salir antes para no entregarnos a la práctica. Podemos poner en nuestra mente una visión diferente de la práctica, colocándola como un momento especial del que disfrutamos y no necesitamos evadir, optar por prácticas ágiles como la Vinyasa y recordamos la escala de 0 a 10, y nos mantenemos en 6. Un poquito más allá de la comodidad.

Recuerda que no por tener un biotipo similar, vamos a actuar todos exactamente de la misma manera. Cada persona es única y la combinación de las energías, personalidad, desequilibrios, suceden de manera diferente en cada uno. Puedes reconocer cuál es la actitud limitante frente a la práctica y trabajar en ella para ayudar a equilibrarte.

Cuando hay desequilibrio, la mente puede llevarnos a evadir lo que es bueno y necesario para nuestra salud.

Si deseas crear una rutina corta para tus mañanas o practicar por tu cuenta, aquí te dejamos algunas sugerencias para cada dosha.

Yoga para Dosha Vata

- Lo más importante es la regularidad de la práctica, procurar que sea en un horario establecido.
- Dar preferencia a posturas de calentamiento y ejercicios respiratorios.
- Haz tu práctica lentamente, trabaja articulaciones con movimientos circulares.
- Alarga el savasana o relajación final.
- Hatha Yoga.

Yoga para Dosha Pitta

- Lo más importante es el enfoque hacia la conexión interior, dejando ir la competitividad o deseo de avance o progreso.
- Se puede practicar meditación de conexión y sensibilidad. Cubrir los ojos durante la relajación.
- Evitar Yoga con calor o Bikram Yoga.

Yoga para Dosha Kapha

- Lo más importante es que la práctica se haga y no se postergue "para otro momento".
- Dar preferencia a movimientos fluidos y energizantes.
- Practicar posturas de pie y respiración que activen agni.
- Se puede incluir canto de mantras, danza o acompañamiento con instrumentos.
- Vinyasa o Power Yoga.

Pranayama

Prana significa energía vital y ayama significa control, así que básicamente estamos hablando del control de la respiración. Se trata de ejercicios respiratorios en el que se prolonga o manipula a voluntad la inhalación, retención o exhalación de forma consciente. Las técnicas de pranayama tienen la finalidad de prevenir y asistir en la cura de las enfermedades, desintoxicar el cuerpo y traer longevidad. Pranayama es también una preparación para los estados más profundos de la meditación. Calma la mente y purifica nuestros canales energéticos.

Los beneficios más profundos de relajación, calma y liberación de tensión física y emocional que se producen al practicar asanas de yoga, están relacionados a la aplicación de respiración coordinada con el movimiento. Una respiración profunda, lenta, diafragmática y en que la exhalación se alarga es la más recomendable y efectiva para relajar el sistema nervioso.

Pranayama tiene un efecto sobre las energías sutiles y por lo tanto sobre las doshas. Cada dosha, como ya hemos visto anteriormente, posee cualidades específicas. Por ejemplo, Pitta tiene cualidades calientes, por lo que tiene la tendencia a "sobrecalentarse", traduciéndose en inflamación, úlceras, ira, irritabilidad, etc. ¿Qué respiración le conviene entonces? Una respiración que lo "enfríe". Un pranayama sencillo y adecuado sería Chandra Bhedana.

Chandra Bedhana:

Chandra significa luna y bhedana significa perforar, por lo que su nombre quiere decirnos que vamos a perforar el canal energético de la luna. Activa el hemisferio derecho del cerebro y el sistema nervioso parasimpático. Es un pranayama sencillo y refrescante, útil para practicar por la noche, antes de dormir, en momentos de agitación, estrés o ira. Por sus características refrescantes es recomendado para ayudarnos a regular Pitta exacerbado.

¿Cómo se practica?

1. Nos sentamos con la espalda recta, piernas cruzadas si estamos sobre el mat de yoga o plantas de los pies apoyadas sobre el suelo si estamos en una silla.
2. Cerramos los ojos y tomamos 4 ó 5 respiraciones lentas y profundas.
3. Con el pulgar de la mano derecha, tapamos la fosa nasal derecha.
4. Inhalamos lento y profundo sólo por la fosa nasal izquierda.
5. Tapamos la fosa nasal izquierda usando el meñique y el dedo anular juntos.
6. Exhalamos lentamente por la fosa nasal derecha.
7. Repetimos 11 veces si recién empiezas a practicar pranayama. Luego, cuando estés habituado puedes practicarlo por 3 a 10 minutos.

Tener en cuenta:

- La exhalación debe ser más larga que la inhalación.
- Practicarlo con el estómago vacío o al menos dos horas después de comer.

- No recomendado para personas con presión baja, asma, flema, tos.

Beneficios:

- Ayuda a regular Pitta dosha.
- Refresca el cuerpo.
- Calma la mente.
- Puede ayudar en casos de insomnio.
- Ayuda a reducir el estrés.
- Disminuye la acidez estomacal.

Surya Bedhana:

Surya significa sol. Entonces ya vas imaginando de qué se trata este pranayama. Efectivamente, es la respiración para activar el canal energético del sol. Es opuesto a chandra bhedana y por lo tanto nos ayuda a calentar el cuerpo. Activa el hemisferio izquierdo del cerebro y el sistema nervioso simpático. Es útil para practicar por la mañana, para activarnos y llenarnos de energía o en momentos en que sentimos pereza, frío o depresión. Por sus características clientes es recomendado para ayudarnos a regular Kapha exacerbado.

¿Cómo se practica?

1. Nos sentamos con la espalda recta, piernas cruzadas si estamos sobre el mat de yoga o plantas de los pies apoyadas sobre el suelo si estamos en una silla.
2. Cerramos los ojos y tomamos 4 ó 5 respiraciones lentas y profundas.

3. Con el pulgar de la mano izquierda, tapamos la fosa nasal izquierda.
4. Inhalamos lento y profundo sólo por la fosa nasal derecha.
5. Tapamos la fosa nasal derecha usando el meñique y el dedo anular juntos.
6. Exhalamos lentamente por la fosa nasal izquierda.
7. Repetimos 7 veces si recién empiezas a practicar pranayama. Luego, cuando estés habituado puedes practicarlo por 1 a 3 minutos.

Tener en cuenta:

- Al ser opuestos, surya bhedana y chandra no deben ser practicados juntos o el mismo día.
- Practicarlo con el estómago vacío o al menos dos horas después de comer.
- No recomendado para personas con problemas cardíacos, epilepsia, ansiedad o presión arterial alta.
- Evitar practicarlo por la noche porque podría dificultar conciliar el sueño.

Beneficios:

- Ayuda a regular Kapha dosha.
- Activa y revitaliza.
- Ayuda en la pérdida de peso.
- Mejora la digestión.
- Reduce la flema y el gas.
- Calma Vata dosha en el cuerpo.
- Ayuda en casos de depresión y desánimo.
- Aporta vigor y energía.

Nadi shodhana:

Es una técnica muy popular y utilizada para traer equilibrio a mente y cuerpo. Se basa en la respiración alternada. Es excelente para liberar tensión física y mental, ansiedad y estrés. La pueden practicar todos, pero es altamente recomendada para ayudarnos a regular Vata dosha.

¿Cómo se practica?

1. Nos sentamos con la espalda recta, piernas cruzadas si estamos sobre el mat de yoga o plantas de los pies apoyadas sobre el suelo si estamos en una silla.
2. Cerramos los ojos y tomamos 4 ó 5 respiraciones lentas y profundas.
3. Con el pulgar de la mano derecha, tapamos la fosa nasal derecha.
4. Inhalamos lento y profundo sólo por la fosa nasal izquierda.
5. Tapamos la fosa nasal izquierda usando el meñique y el dedo anular juntos.
6. Exhalamos lentamente por la fosa nasal derecha
7. Inhalamos por la fosa nasal derecha, la tapamos con el pulgar y exhalamos por la izquierda.
8. Continuamos, intercalando inhalación y exhalación en cada fosa nasal.
9. Practícalo por 3 a 10 minutos.

Tener en cuenta:

- Practicarlo con el estómago vacío o al menos dos horas después de comer.
- No recomendado para personas que acaban de pasar por una cirugía abdominal, de corazón o cerebro.

- Evitar practicarlo si estás resfriado o tienes fiebre.

Beneficios:

- Ayuda a regular Vata dosha.
- Equilibra las 3 doshas.
- Calma la mente.
- Relaja el sistema nervioso.
- Reduce la ansiedad y nerviosismo.
- Trae balance a las emociones y energías.
- Ayuda a equilibrar la presión arterial.
- Estimula el metabolismo.
- Activa agni.
- Rejuvenece cuerpo y mente.

Celebrando cada paso

Al terminar de escribir el último capítulo de este libro y revisar los últimos detalles, decidimos escribir una pequeña despedida, con la sensación de que aún hay mucho por compartir y profundizar acerca del Ayurveda; pero, con la seguridad de que en estas páginas queda registrado todo lo básico para empezar a vivir de acuerdo a este sanador estilo de vida que nos han proporcionado apoyo y calma cuando lo hemos necesitado.

Esperamos que ya estés aplicando poco a poco y a tu ritmo las rutinas; preparando tus tisanas de jengibre, canela o coriandro; probado tu primer kitchari hecho en casa o empezado a incursionar en el acostarse a las 10 pm sin tener sueño. Cualquier pequeño paso es motivo de celebración porque es avanzar hacia el objetivo principal que todos los que empezamos a practicar Ayurveda, que es una vida en más armonía, salud, energía y felicidad.

Celebramos cada paso contigo y te animamos a dejar de lado la idea de perfección en la alimentación, a soltar cualquier pensamiento de juicio hacia tu cuerpo y a abrazar cada oportunidad de aprendizaje y crecimiento que nos traen las dificultades, enfermedades y desbalances. ¡Ayurveda es una maravillosa fuente de aprendizaje y la mejor noticia es que, efectivamente… es para todos!

Si te gustaría acompañarnos en nuestros cursos de Ayurveda, regulación y reducción de ansiedad, Yoga en silla, Dibujo y Garabatos Terapéuticos y otros cursos en terapias complementarias te invitamos a visitarnos en:

Nuestra web: www.alexeisa.com
Instagram: @alexeisabella

Glosario Ayurvédico

Abhyanga: es el masaje al cuerpo entero con aceite.

Agni: fuego digestivo.

Am o Ama: toxinas que se acumulan en el cuerpo.

Asana: postura de Yoga.

Atharva Veda: describe las ocho divisiones del Ayurveda y los detalles de su utilidad
práctica.

Brahmacharya: Vida célibe. Voluntaria y exhaustiva práctica de estudio filosófico y, autorregulación corporal y mental.

Chikitsa: tratamiento o terapia para recuperar el equilibrio.

Churna: polvo.

Dhatus: Son los 7 tejidos del cuerpo. Plasma, sangre, músculo, grasa, hueso, médula ósea o nervio y tejido reproductivo.

Dinacharya: ritual diario ayurvédico para preservar la salud.

Dosha: se define como "aquello que tiende a desbordarse". Son el resultado de la combinación de los 5 elementos de la naturaleza. También se puede definir como biotipo.

Dosha Vata: Fusiona los elementos éter y aire, y controla todo lo relacionado al movimiento
de la materia.

Dosha Pitta: Fusiona los elementos fuego y agua, y controla toda acción de metabolización
o transformación.

Dosha Kapha: Fusiona los elementos agua y tierra, y controla toda acción que genera
estabilidad.

Filosofía Sankhya: ciencia que estudia los 24 elementos de la realidad material y que constituyen la base del Ayurveda y el Yoga.

Ghee: mantequilla clarificada sin sal.

Gunas: cualidades de la naturaleza.

Kitchari: preparación de arroz y frijol mung con especias y vegetales.

Ojas: Es la esencia de la energía de sostenimiento de un cuerpo y está asociada a la energía kapha. Consolida la salud física y la energía de satisfacción a todo nivel. Proviene del último dathu (semen y óvulo) y forma el aura.

Prakriti: es la constitución con la que nacemos.

Prana: Es la esencia del movimiento y el flujo de la vida. Está asociada a energía vata. Se trata de la energía vital e ingresa al cuerpo a través de la respiración, el alimento y el movimiento.

Rajas: pasión, estimulación, movimiento, energía, entusiasmo.

Rig Veda: texto de los Vedas en el que se presentan los principios de la filosofía Sankhya.

Ritucharya: hábitos ayurvédicos de acuerdo a las estaciones del año.

Sattva: pureza, conocimiento y equilibrio, virtud, bondad, nobleza.

Tamas: impureza, pereza, oscuridad, fatiga, ignorancia, cansancio.

Tejas: Es la esencia de la energía de transformación, es la llama de la vida y está asociada a la energía pitta. Tejas es el fuego que transforma todas las cosas físicas, energéticas, emocionales, mentales y espirituales que consumimos, en parte de nosotros mismos. Es la esencia sutil que activa el metabolismo, permitiendo que se formen los dathus y controlando la acción de la mente.

Vikriti: es el estado actual, el desequilibrio.

Yoga: significa unión. Se puede definir como un conjunto de prácticas en equilibrio, aplicadas para la búsqueda de la salud cuerpo, mente, espíritu.